生活 ✚ 醫館 135

理想情緒

Sara-Chana Silverstien
莎拉‧查納‧希爾佛斯坦

&

Susan K. Golant
蘇珊‧高蘭

用草藥、精油、適應原
找到內在平衡的情緒排毒計畫

傅雅楨、何佳芬——譯

高寶書版集團

獻給莎莉絲特——一位最符合母親盼望的好女兒

目錄
CONTENTS

第四部分　振作自我

第一部分

不得不要的情緒

面對挑戰

　　人生是一連串的情緒，就像一串珠子；每當我們經歷情緒時，就像穿過多彩的珠光，把世界畫上不同的色彩，將裡頭蘊含的事物展現在我們眼前。

　　　　　　——美國作家愛默生（Ralph Waldo Emerson）

　　我的大女兒是幼稚園代課老師。我在健身房運動時接到她的電話。「媽，好奇怪喔，」她的聲音聽起來有點擔心，「我的右手臂有點麻麻的，全身也不太對勁。」

　　「要我去接你嗎？還是你可以搭地鐵回家？」我問。

　　「你可以來接我嗎？」她回答。她屬於獨立的千禧世代，這麼要求太不像平常的她了。我很快地換好衣服，正要拿車鑰匙時又接到她的電話。

「現在我的左手也麻了。」她說。

「叫救護車好了，」我焦急到喘不過氣來，「我馬上過去。」

抵達時，我見到高級救護技術員正在跟女兒說話，她不是心臟病發也不是中風。聽到這個判斷，我們也是高興不起來。「中風？」她不可置信地跟高級救護技術員說，「當然不是中風啊，我才二十七歲耶！」我們打給在布魯克林的家庭醫生，他叫我們直接去找他。我們再一起決定要怎麼治療。

大女兒慢慢走向車子，我開車載她去找醫生。麻痺的感覺持續擴大，不到兩個小時，她肩膀以下全都麻了。接著她四肢都癱瘓了。待在醫院三週後，初步診斷是她接下來都不能自由行動了。醫生都放棄了，準備把她送去療養院度過她的餘生。

噢，我的天哪，醫生預後診斷出她得了橫斷性脊髓炎，是神經纖維受到嚴重及（通常是）永久傷害，導致脊髓發炎引發的神經病變。此種病變急性的話可能一小時內就會發作，很不幸的，這就是我女兒的診斷及預後結果。這怎麼會發生呢？

深思苦索想了很多，我們想到最有可能的原因，就是幾個月前她被小貨車撞到，那個意外可能造成了脊髓中出現了未被察覺的血塊。

我是七個孩子的媽。經歷了數年，我學會在全職媽媽跟全職事業之間取得平衡，我是專業藥草師、古典順勢治療師和泌乳顧問。但現在我必須把那部分的人生放到一旁，花了將近四個月的

時間全天候住在醫院，陪伴生病的女兒，在那之後，我們又轉院到復健中心待了三個月。

　　雖然我暗自發誓要對女兒的事情保持樂觀，但一開始的幾個星期根本辦不到。這是我人生最困難的時刻。有時候離開醫院去買食物，我根本不會看左右兩邊就過馬路，暗自希望被車撞到，結束我的悲慘遭遇。有時候我甚至希望自己能打開她在十二樓的病房窗戶，就這麼一躍而下。看著女兒癢了也沒辦法自己抓，哭了也沒辦法擦眼淚，真的太難承受。

　　在這個悲劇發生以前，我就已經在整理這本書的想法準備出版。這麼多年來幫助女人了解自己的情緒，教她們如何堅強起來，而不是淪陷在自己的感覺裡，而如今，我卻在這裡面臨可說是生而為人最難以承受的試煉，我覺得自己失敗了、很虛偽。我逃出病房，躲在逃生梯間嚎啕大哭，哭聲大到在牆壁間不斷迴響。遍尋不著希望，我簡直無藥可救。我有兩個星期無法入睡，食不下咽，不想講話。我會在浴室地板崩潰，沒辦法呼吸，身體因為不停地啜泣顫抖。就在此時，有一天，瑞塔護士出現了。她不是來拯救我們的，不過事後想想，或許她就是來救我們的。其實瑞塔人很差，充滿負面情緒，講話刻薄。沒有遇到壞心的人之前，我根本沒注意到其他護士有多麼溫柔美好。但有件事情她做對了：她點燃了我內心的火焰。我下定決心，就算我沒辦法通過這場試煉，我也會鼓起勇氣來幫助我的孩子。我得幫助她找到力

量，讓她能保持樂觀、控制情緒，而不是迷失在這場恐怖疾病帶來的情緒裡。我決定不要讓感覺主導我的行為。我要超越感覺。我要替女兒創造出療癒的環境。

首先，我受夠了像瑞塔那樣的臭臉護士及沮喪醫師，那些人看待我女兒的樣子，彷彿她是個「無藥可救的病患」，所以我在她的病房門口掛上一個大大的牌子：「保持微笑以及和顏悅色的人才能進來」。我把帶來負面能量的人一律擋在門外。我還找出護士長排班表的時間，要求他只安排積極樂觀的人照顧我女兒，讓她圍繞在正面能量裡。

然後我下定決心跟我女兒「裝下去」，因為她沒辦法處理我發洩在她身上的情緒，這對她來說並不公平。我會難過得在廁所大吐，然後把自己清理乾淨，帶著陽光的笑容走進她病房。我會幫她回覆朋友的簡訊和 email。他們開始幫我們安排好吃的餐點。我們變得很積極主動（好啦，我有時候還是會逃避，我終究只是凡人，但我有在努力）。

我也盡可能改變醫院的環境。我沒有碰各種螢幕和醫療器具，但沒人考慮過我女兒必須感到安全的需要，所以我就做了一些事。例如我移動了病床和其他家具，這樣她能夠立刻看到誰進病房。我每天噴不同的精油，這樣就不必聞到醫院傷心的氣味。我也每天買鮮花，把朋友的「早日康復」卡片和朋友孩子親手畫的圖片貼在牆上。我還在《Vogue》雜誌上找到史上最好笑的圖

片，是一雙前衛時尚的靴子，但就像她必須穿來防止腳掌久未活動而僵硬的厚重金屬靴子一模一樣，我們都狂噓那雙靴子。

我從她的「調色盤」幫她買上衣和內搭褲，所以她每天都能漂漂亮亮的。五顏六色真的讓她比較快樂。我也會替她梳洗頭髮，塗上她愛的指甲油顏色。後來醫生答應讓我帶女兒出去透氣，我在外面找到一座小小的花園，用輪椅推女兒去那裡。每次的挫敗促使我找到正面的解決方法；每次醫生說不行，我就會改成或許，因為後來我成了橫斷性脊髓炎的專家。

至於我自己，臉上掛著笑容（就算是強顏歡笑）、精油、照片、鮮花、顏色、正面能量都給我很大的幫助。我也每天吃藥草來舒緩悲傷和憤怒。當然藥草不能解決問題，但卻能幫助我冷靜反應。

在醫院待了兩個月之後，我發現自己用來處理這場危機的方法，都是本來打算寫進書裡的。最棒的是，這些方法真的幫助了女兒和我。我開始用以前以為不可能的方法來處理事情。我在這裡分享的概念讓我不至一蹶不振，幫助我鼓勵女兒療傷。我能夠保持情緒穩定（雖然不是一直如此，但至少大部分時間都可以），我也能夠判斷哪些醫生能讓我哭訴，哪些看到淚水就退避三舍。我也學會控制憤怒，卻也知道利用它來替孩子爭取所需。事實上，雖然多年來我幫助了許多女性穩定心情和情緒，但這八個月來學到跟心情和情緒的事情，比我之前學到的還要多。

最棒的消息是，等到我開始寫書時，女兒跌破了大家眼鏡。不像大家所言下半輩子都要臥床，全身癱瘓，她已經出院，正在完全復原的道路上。

她是個英雄，而我是個倖存者。

什麼是理想情緒？

理想情緒（moodtopia）代表你可以掌控情緒，而不是讓情緒控制你。簡單明瞭。這代表著你能夠認明情緒，承認情緒真實存在並接受它，但也能夠判斷這樣的情緒在當下對你和周遭的人是否有益。理想情緒不代表隨時都很快樂歡欣，那是不可能達成的目標，老實說也沒人想要！但它代表的是更加用心注意自己的情緒，以及學習管理情緒的方法。

雖然你可能從沒遇過像我面對女兒這樣的可怕情況，但你有可能會遇到壓力很大、引發一連串的情緒的情況。我們都會遇到！事實上，極端的情緒也是我們生而為人的一部分──這些情緒內建在大腦和荷爾蒙系統裡，幫助我們與孩子建立關係，伴侶不必開口就了解他們的感受，對有需要的人發揮同理心、熱忱地溝通等等。

感覺是人之所以為人的很大原因，感覺是確確實實的存在。不過，自己花了十幾年幫助無數女人、扶養小孩、加上身為女

人，我知道情緒化對很多人來說是個問題。這是我在面對青少年、新手父母、祖父母輩、甚至小小孩會遇到的問題。有時候情緒大大地控制我們。不管是不是荷爾蒙作祟，我們會發現自己有張牙舞抓和易怒的時候。我們會沒有耐心、輕易動怒，卻也可以是充滿熱情、情感強烈。我們會被焦慮或憤怒挾持，忽然就失去控制，對孩子大吼、對媽媽惡言相向、或是躲在角落暗自崩潰、憎恨埋怨朋友的傲氣或是姊妹傷人的話語。

不幸的是，這些負面情緒和黑暗能量常在面臨困境時躍然而出，不僅對我們自己的身心健康造成傷害，也造成了我們在乎的人不愉快。

這種強烈的感覺發生在我們人生各個階段。我們都知道情緒化是「可怕的雙面刃」，更不要提青少年的情緒擺盪了！雖然女人常把情緒化歸咎於生理週期，不過我們都知道就算沒有荷爾蒙主導的時候，也可能有情感上的挑戰。

有情緒問題的人，不是認為自己承受過許多壓力，就是正在受壓力折磨。焦慮和緊張會改變生理化學作用的方式，也會影響心理回應的方式。但是有很多行動可以幫助你。舉例來說，食用藥草能夠撫慰、支持和提供身體和大腦營養。沮喪時，藥草有助於消減席捲你的負面化學因子。當你阻止沉淪的情緒後，最後就會學習到怎麼控制情緒，這樣它們就不會控制你了——也就達到了理想情緒的境界。

寫這本書的用意就是幫助你找到自己的理想情緒。每個人都有自己處理情緒的獨特方式。有些人隱忍不語，然後胃痛頭痛；有些人表現在行為上；有些人看起來控制得當，但實際上就像壓力鍋隨時要爆炸。不過也有些人值得鼓勵，因為他們找到處理情緒波瀾和妥善表達的方法。我們都知道，隨著年紀增長，壓力是健康不良的真正原因。我們得捫心自問：現在的情況壓力這麼大嗎，壓力大到讓我們感覺到這麼多情緒波瀾嗎？還是說，我們表達出來的情緒，其實比這情形本身還更有問題？如果我們學會了解自己的情緒反應，感覺得到自己更能好好控制它們，會不會就感覺壓力小一點？更平衡中庸一點？我相信會的。

　　雖然看起來像是不可能的目標，畢竟我們都知道，壞事會發生在好人身上，每個人多少會遇到衰日衰月衰年。大哭一場、像女鬼一樣尖叫、想要把盤子丟到牆上、或是隔著緊閉的車窗朝著別的駕駛大吼，在很多時候比你想的還要合理。但同時我也相信，在我們和瘋狂世界奮戰時，我們得有能力掌控情緒。最好的方法就是用心感受。

　　帶著這些想法、心得、工具和努力，我們就能駕馭這些負面感覺，讓它們轉而對自己有利，別讓它們阻礙了我們的快樂。從我自己跟無數客戶的經驗，我知道大部分的人並沒有這樣的能力來認出這些感覺，甚至避免它們來支配我們。就算這樣的情緒反應是與生俱來的，在快步調的文化裡，卻是很難注意到的。所

以，就算是意圖良善，雲霄飛車般起伏的情緒仍極具感染力，會傳染給最不想傷害的人，反而把周遭的人推進生氣和絕望的無底洞。誰想那麼做呢？

天然藥草能幫助情緒

理想情緒能夠教你認識自己、觀察技巧和方法，只要三個月就能改變人生！本書的資訊能讓你成為情緒的主人，還會教你從獨特的角度探索情緒，了解「平靜心情的週期」（cycle of sanity）、認清和依賴自己的直覺、從藥草上得到幫助、到用心選擇身上穿著的色彩，以及裝飾家裡擺設的方式。這種多方面進行的方式在我的臨床經驗非常成功，過去二十五年來幫助了成千女性。這也幫助我和女兒從最黑暗的時刻中重新站起來。

誠如前面所述，我是美國藥草師公會認證的執業藥草師（master herbalist RH〔AHG〕）、古典順勢治療師、國際認證泌乳顧問（IBCLS）。我也以健康專家身分上過電視和廣播，參與演說，是個全職女性、妻子和母親，有五個年齡相近的兒子和兩個女兒（沒錯！我很有精力！）。過去二十五年，我跟將近兩萬名女性合作過，幫助她們達成理想的健康狀態，引導她們自然生產、教導新手母親如何成功又不費力地哺育母乳，最重要的是也就是本書要說的，幫助她們處理造成家庭失和的情緒擺盪。

看診的患者常在人生不同階段來找我——通常一年兩到四次，當作是患者與家庭醫生之外的額外輔助。不少人現在想要用自然的方式處理自己的不舒適，或是用整體療法（holistic remedies）來輔助藥物治療。我曾經用整體療法成功幫助了病患，也能幫你找到替代方法，處理情緒上的起伏。安全有認證的藥用藥草或許正是改善生活所需要的，這不只是為了你的身心健康，更是為了你愛的人。

可以預期藥草會有什麼效果？

接下來會看到的是理想情緒裡採取的療癒途徑和特定療法，是根據我在門診實際教導和建議的治療方式及步驟，包含身體、情緒和精神等面向。

事實上，焦慮和憂鬱的感覺，到需要抗憂鬱、抗焦慮等情緒相關的藥物之間，仍有一段差距。這就是藥草可以介入的地方。藥草是種溫和自然的方式，用來增強情緒狀態，滋養神經系統，讓你可以對抗現代生活的壓力，卻沒有藥物潛在的副作用（我並不反對西藥，畢竟我也見過有些藥物真的是救命丹）。而且，如果你有憂鬱症或是嚴重的焦慮症、急性焦慮症發作或是其他心理問題，狀況超過數天，那麼藥草可以是讓你快樂的舒壓劑。但如果藥草未能改善情況，那尋求醫師、治療師、心理醫師或執業藥

草師的建議便極為重要，因為臨床上的憂鬱症可能非常危險。還有，如果你正在服用其他藥物，使用前請和醫師討論是否有不宜合併使用的情形。

-------------------------------- **如何使用本書？** --------------------------------

首先得用心感受。你會學會什麼是「平靜心情的週期」，有助於接納自己反覆出現的情緒本質。我也會請你記錄在什麼情況下會出現情緒化的反應。一旦你注意到自己特殊的導火線，就能夠跟著本書的建議，改善脾氣。

待你情緒上準備好了之後，本書第二部分的前半部，我會教導你透過養護肝臟、使用適應原（就是協助你在面對壓力時靜下反應的元素），來讓身體準備迎接理想情緒。這些作法有助於體內系統運作順暢，讓你能使用後半部建議的藥草和香氛療法，來幫助你減輕壓力和平息負面情緒。順帶一提，香氛療法是使用治療劑量的精油來提升身體、情緒和精神健康。

本書第三部分會有更多必備的輔助小道具，也就是理想情緒的百寶箱。這裡有許多方法可以遵循。你可以從吸引你的那幾個方法試試看，因為它們能夠幫助你專注內在，更能自我實踐、更有力量。

• 假裝──擺出你最棒的表情。

- 學習認清並相信直覺。

- 了解正面和負面能量，學習如何辨識讓你感覺良好和不良的人和地點。這代表著你可以找到健康正面的能量來源。

- 打造一個能保護自己的泡泡，就可以抵禦摧毀負面有摧毀力的能量。

- 利用顏色來舒緩並打造平靜感。

最後，在第四部分，我會提供 90 天循序漸進的計畫，運用各種書中建議。這裡會有教你做出能量低落時提振精神的點心食譜，也會有針對不同問題提供各種療法的表格。這會是你的理想情緒計畫。

我在這些書裡提供了上百種建議，都是我真心推薦。但請不要覺得很嚇人，或是有一下子用上所有的內容來消除一切的情緒化問題的壓力。我保證你會在這之中找到和你相呼應的點子。這裡還有一些是要是你覺得有壓力和生活失去方向，可以尋求的方法。這些都能夠幫助你。

把這些建議加起來，可以幫助你把情緒化和喘不過氣的感覺轉化成飽滿精神和平靜。帶著玩心和冒險的心，你和身邊的人都能夠從中茁壯。

藥草師的養成

　　就讀加州大學大四那年，我受到耶魯大學的戲劇學系邀請，去牛津大學學習莎士比亞和契訶夫。英國欸！萬歲！但正當同學興高采烈地分析那些文學大師時，我卻坐在當地健康食品小店的地板，聚精會神地看起克羅斯（Jethro Kloss）的《重返伊甸園》（*Back to Eden*）以及利維（Juliette de Bairacli Levy）的《養成自然健康的日常草藥》（*Common Herbs for Natural Health*），這絕對不是耶魯大學想像中的事情。

　　為什麼我會對藥草和療癒如此有興趣？我小時候有過幾次嚴重的過敏反應，必須靠打針和抗組織胺來存活。過敏持續纏著我到青年時期，我再度遇到生不如死的情況，但這次卻是離鄉背井，常去的醫生也不在身邊。我覺得一定有別的方法能夠治療過敏，所以我利用牛津大學無邊無際的圖書館，以及本著對研究的熱愛來尋找答案。那些作者提出了不同的方法來看待醫藥上的問題。他們提倡使用藥草、呼吸、多走路和療癒按摩。吸收著這些書本提供的資訊，我才明白透過植物，是有可能治癒自己和家人的。我才明白這個世界早就提供了人類所需的一切療癒資產。

　　我開始在牛津大學那間小小的寢室內裝飾藥草。裝滿花朵、樹葉、枯枝、樹根的玻璃瓶排在書桌上。食用藥草後，我的過敏漸漸改善，睡眠也是，整體精神也變得很平順。接下來幾年我回

到美國，以芭蕾舞者追求藝術生涯，持續食用的藥草幫助我紓解肌肉痠痛，也幫助肌肉保持強健。我從表演中感覺得出來巨大的差別。

牛津的藥草啟發之路的十年後，我和一群從鄰近三州來的新時代嬉皮，在曼哈頓的一堂藥草課裡相遇。那些人都住在市郊社區，踩著高跟鞋、塗著鮮紅指甲、太陽眼鏡架在頭頂──都不是藥草專家的典型，我從布魯克林搭火車進城。我去上課是為了盡可能學習來幫助自己。那次上課有件事冒出我心頭，有次上課，講師說：「如果你想知道怎麼治療這個人，看看他們家附近長了些什麼。」

我心想：噢！不！我住在布魯克林。那裡有什麼？逃生梯、排氣管、水泥牆和狗大便？我住的地方什麼都沒長。下課後我跟老師談話，說她的建議不適合我的情況。她塞了一本《彼得森教你認識野菜》給我：「在你家附近走走，張大眼睛。」

我抓著丈夫，求他跟我一起走走。在大樓兩條街以內的範圍，我們就找到十種藥草。就像 Ben E. King《Spanish Harlem》專輯封面的那朵玫瑰花，那些香草就是從水泥牆裡冒出來，小巷裡、車輛停靠的路邊、集水管、以及建築基地的夾縫中。它們就在我的身邊，只是我沒有注意到而已！

那堂課後沒多久，我便當上了媽，很快也發現孩子都有嚴重的過敏症，藥師用一般藥物根本無法控制。

我有了新的使命——尋求藥草的幫助，也找到了附近一名職業中藥師的藥草療程。驚人的是，傳統醫生不能治好我女兒的，我的中藥師辦到了。她不必隨時拿著一張衛生紙，也不再像個中年大叔一樣打呼，眼袋也慢慢消退。皮膚恢復了玫瑰色的光澤，眼神也不再黯淡。第二個孩子生下來就得了濕疹，也出現了類似的問題：喉嚨沙啞、長年鼻塞，我就知道自己必須以專業角度研究藥草學和順勢療法。我開始了五年的順勢療法訓練課程，畢業之前，我又一頭栽進植物藥草醫學裡。最後，我完成了五年的順勢療法學位，再加上兩年的藥草訓練。同一段時間，我也成為國際認證泌乳顧問，完成了兩千五百小時的臨床經驗，訓練媽媽們哺育母乳。

發現藥草治療情緒的因子

　　孩子出生以前，我會使用藥草完全是因為生理問題。我知道植物能幫助降低血糖、增強甲狀腺機能、保健肝臟、減少高血壓。但我從不相信藥草能舒緩情緒問題，直到我自己親身體驗後才明白。

　　第一次學到益母草的時候，我很驚喜但懷疑居多。這能降低憂鬱？真的嗎？所以我決定自己試試。每次感覺很糟的時候，我就會吃點益母草，本來就要籠罩在我身體裡的愁雲慘霧，在二十

分鐘內就被翻轉過來。我能夠冷靜地敘述自己的感覺，也能夠卸下自己情緒的無助。這可是天大的發現！我學會如何招架讓我情緒變差的事情。如果我知道自己要變成那樣的狀態，我就會趕快吃點益母草。我繼續鑽研藥草的世界，開始使用其他藥草來舒緩心情。因此我變得善於溝通，也成為較為冷靜的母親，當你是七個孩子的媽時，這尤其重要。

想像這個情節：每天下午三點三十五分，五個男孩衝進小小的公寓裡，亂打亂叫，衣服丟得家具到處都是，穀片掉的到處都是——全是苦了一天後的放學正常發洩。

不過與其對他們大吼大叫，我會喝一兩滴美黃芩冷靜一下。我不用咬緊牙根、腸胃不會打結，也不會因為地板上都是餅乾屑、書本和外套就爆炸。美黃芩是我面對壓力的必求解藥。雖然不會改變週遭發生的事物——不會的，野男孩還是野男孩。但是它改變了我面對吵雜紛亂的反應。益母草和美黃芩幫助我度過這些時刻，而且出乎意料的，我還增加了優雅和自信。

我也發現藥草能幫助日漸繁忙的門診女病人。跟病人的眾多互動讓我知道她們的問題往往有許多不同面向。雖然她們多半是因為胸部發炎或是孩子的慢性耳炎來找我，但情緒問題似乎才是那個隱藏的問題。我明白自己的藥草知識有助於她們掌握情緒狀態。我開始讓門診病患使用我為自己找出的情緒療法。我開始教導她們什麼樣的藥草可用。可喜可賀的是，這些門診病患的情緒

都大幅改善。成了更快樂的母親、妻子、姊妹和鄰居。

別忘了，藥草無法解決造成你神經緊張、壓力或焦慮的情況，但能夠幫助你平靜體內系統，讓你不那麼反應過度，才能找到更好的方法解決問題。你會在本書第二部分找到一些療法，這幾十年來向我尋求協助的人，我也是推薦同樣的療法。這些年來，我發現如果及早了解人容易受情緒所苦，就會明白這很正常，這就是他們天生的樣貌。如果他們學習到掌控情緒的技巧，包括使用藥草療法，他們就會覺得充滿力量，能夠建立可追求的情緒目標，也不會覺得被內在狀態的起伏傷害。

接下來我會教你，當你發現自己站在情緒牢籠的門邊時，如何管理情緒化和負面情緒。從我跟無數女人的工作經驗和我自己的家庭創傷，我了解到情緒是需要被尊重和認可的。我知道這本書的說法能幫助你克服情緒化，進而邁向更快樂、平靜和有生產力的生活。不過與此同時，我也知道在適當的情境下，負面情緒有驅使正面行為的潛力。由於那是真的，我會讓你知道善用情緒是如何能引領熱情的行動，替世界帶來正向的變化。

我的期許是讀完《理想情緒》，你就獲得了在這極端動盪的世界裡能幫助你更加穩健的能力，帶著需要時便能充滿情緒的工具行走於世，以及學會如何為了大局控制情緒。學習認可自己的心情，握住創造理想人生的掌控權。

我最喜歡的一句話就是：「我們無法掌控人生會發生什麼事，只能掌控自己對應的方式」。這句話適用於我女兒的脊柱傷害，對今天我們所有人也同樣適用。

了解平心靜氣的週期

解決憤怒和挫折的秘方：計時器定時二十分鐘，大哭
大鬧大吼大叫，鈴響了，冷靜下來，然後照常上工。

——美國老牌諧星菲利絲迪勒（Phyllis Diller）

猶記扶養那一大家子的時候，一週至少有一天我會什麼都不
管，嚎啕大哭：「我從來沒有這麼難過／失望／生氣／挫折／焦
慮／（填入你想得到的情緒）！」

但孩子便會咯咯笑了起來，然後說，「才怪勒！媽，記得上
禮拜的事情嗎？」

每次一股強烈的感覺或心情出現，我總覺得是新的情緒，殊
不知那是我的情緒反應循環中典型、慣常而可預測的部分。諷刺
的是，孩子比我自己還善於觀察我的行為和心情。

我們的生活仰賴各種連貫的情緒。我喜歡看作是一個循環。開始是快樂——我們都想達到的狀態。可是，顯然沒有人能夠常保快樂。有些事情讓人氣餒，然後我們變得難過、焦慮、生氣甚至憂鬱。在正常的一天裡，我們也會反覆經歷這些情緒。這是個正常、甚至可說有益的過程，你會發現這總是個循環的過程。就像這世界被創造的方式：季節交替、月亮圓缺、人體的循環。這樣的循環創造活動，活動有益健康。

　　舉例來說，我們都知道如果有液體卡在身體裡，我們就會生病。一開始會感冒，如果黏液在鼻咽或肺裡時間過久，那就會形成鼻喉炎或支氣管炎。關節的輕度發炎導致的活動缺乏，讓體液無法循環到該關節，便會導致關節炎。

　　這樣的情況就像靜脈曲張的血管，血液沒辦法輕鬆流回心臟，便停滯不前，當血液停留太久，疼痛便開始了。便秘也是同樣的事情：當糞便待在大腸的時間過久……呃，我不必告訴你那個人的感覺是什麼了吧。

　　我們的情緒也是以相同的方式在運作。紐約市針灸師李安東（Anton Lee，美國執照針灸師 MS, LAc）在某次訪談向我解釋韓國醫學理論如何囊括這樣的問題：「能量流經人體的方式就像『道路』網絡，很像高速公路系統。情緒能夠阻礙能量在體內的自由流動，就像高速公路施工一樣。如果車禍發生，不僅靠近事故現場的交通受阻，連帶銜接的次要道路或外圍區域都會受到影

響。身體裡也是一樣的。我們的情緒能在身體各個部分的形成阻礙[1]。」當我們的感覺想那樣卡住時，便很難保持情緒健康。

這就是為何需要教導患者「平心靜氣的週期」。我發現了解了這一點後，便能更有效的掌控我們的情緒。

大衣的故事

身為一名移居到紐約的加州女孩（順帶一提不是我自願的），每到秋天我就會非常沮喪。雖然我喜歡葉子，尤其開始變換顏色，用迷人的橘色、酒紅和金黃、褐棕等覆蓋街道的時刻，但我也擔心起大衣。

沒錯！大衣！我在小小的布魯克林公寓扶養七名小孩，每個孩子至少有四件大衣。每個孩子都有一件擋風的、下雨的、外出好看的，以及氣溫降到零度以下和抵擋冷風呼嘯的派克大衣。所以說，加上我和丈夫總共九人在同一個屋簷下，代表著我必須整理並且找出空間，收納至少三打尺寸厚度不一的大衣。到了九月，從架得高高、接近公寓天花板的儲藏櫃裡，拿出所有折疊乾淨整潔的大衣，想到這裡總會讓我心煩意亂。我會花好幾天哀求天氣不要改變。天氣預報讀了再讀，祈求忽然有股熱浪從十月持續到六月。但是不管我怎麼祈禱和哀求，東岸的天氣開始下降時，焦慮就來了，我不斷的問自己：「要去哪裡找空間放三十六

件大衣，還不會擠爆我家呢？」

所以我覺得很沮喪——我是指真真實實的沮喪。一點小事就會觸動我的神經。而且你瞧瞧，沮喪就會變成暴躁和憤怒，我開始有一些小劇場像是：「打從一開始我就不想搬來紐約。要是住在洛杉磯，每個人就只要一件外套就好了，頂多兩件！」不管這件事看起來有多蠢，我開始對自己說：「我真的沒辦法處理這個挑戰，我受不了！公寓裡就沒有空間了，我要怎麼生出地方來放那些大衣？我忍耐不下去了！」

然後呢？接下來發生了什麼事？我變得很憂傷——難過、灰暗、畏縮。接著某個週日下午，坐在牙醫診所等著孩子洗牙的我，看見一本女性雜誌。我翻啊翻著，就在那裡。一個黏在牆上的小東西，有四十五個外套掛鉤。然後我靈機一動，如果我買了這個東西，然後釘在家門口，我就有地方收納所有的大衣，或許還有一兩個地方給客人的外套。這個頓悟就是我可以解決這個一年一度的惱人情況，而且因為我找到了解決問題的方法，忽然間我感到很快樂！

我經歷了一圈平心靜氣的週期，然後又回到了頂端！萬歲！

-------------------- 淺談「憂鬱」和臨床憂鬱症 --------------------

憂鬱（傷心或哀愁）跟臨床上的憂鬱症大不相同。憂鬱可

歸類成近期、外在且困難事件導致生活日常的傷心，像是受傷、生病、工作挫敗、或是失去心愛的人。這是事件性，在經歷了平心靜氣的週期的幾週內就會緩解。臨床憂鬱症則是完全兩碼子事了——有人描述那是種壓垮靈魂的無力與絕望感，而且久久不散。患有臨床上的憂鬱症，會有負面思考（不斷的擔心、沉浸在悲傷之中並且自我否定的想法），甚至還強化那樣的想法。臨床憂鬱症需要醫藥協助，因為該疾病會造成自殺或其他自殘行為。根據洛杉磯心理學家格蘭特醫師（Dr. Mitch Golant），下面是幾種較常見的症狀：

▌生理

- 身體疼痛
- 失眠或睡太多
- 惡夢
- 失去胃口或暴飲暴食

▌心情（不一定和外在事件相關）

- 無熱忱和無聊
- 無精打采
- 對喜歡的活動失去興趣
- 失去性慾或肉體的慾望

- 自我厭惡
- 暴怒

▋ 行為

- 沒精力做日常活動
- 無法控制地哭泣
- 退縮：無法離開床鋪、換衣服、洗澡、甚至處理其他個人
需求，像是吃飯或外出工作[2]

找出靈感瞬間

從找到解決大衣亂象的方法，回到快樂的瞬間，我深刻體會到一件事。真正的快樂來自頓悟，以及問題得以解決這事實。

當我們遇到困難時，只要頓悟之後，就會漸漸覺得好多了。事實上，我相信對多數人來說，單純的快樂並不如「啊哈！」腦袋燈泡點亮的那一瞬間之後，從負面情緒中站起來，來得備受肯定。那才是讓人感覺很棒的地方。我和客戶花一個半小時討論她面臨的挑戰，通常都會在客戶忽然抬起頭、說出「我懂了！我知道怎麼解決這問題了！」的那一刻露出最大的笑容。得到幫助你全盤了解的那一剎那，能讓人如釋重負且充滿力量。

了解「平心靜氣的週期」

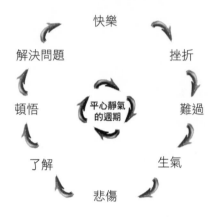

　　大家都很渴望迎來週期的這個部分，頓悟的瞬間甚至比快樂還要讓人高興。想想幾百年來偉大的哲學家和科學家，他們在尋找的就是這樣的瞬間。大徹大悟。這樣顯靈般的瞬間讓他們的生命有了價值。

　　好消息是，我們不必有非常「啊哈！」感覺。我們也不需要回答像是水為什麼是濕的、宇宙盡頭在哪裡或是意義的意義是什麼這類的問題。我們只需要像是「啊！那就是我的小小孩這麼黏的原因啊！」，或是「這下我懂我老公了！」、「這就是我處理爆炸多大衣的方法！」這類的想法就可以了。真的幫助我們繼續前進的是這些小小的頓悟。一旦你明白了需要做些什麼，你便能解決所有問題。

要是每次感到挫折時，都知道會有這樣的頓悟來幫助你解決問題，人生不是簡單多了嗎？這樣你就能接受、甚至歡迎挫折的到來，而不是因此憤怒或難過。不過，要是挫敗讓你知道什麼也不能做呢？這也是一種頓悟。這種就是：幹嘛要浪費寶貴的精力在沒有解決方法的事情上呢？

是時候放手了。

跟著你的感覺走

所以說，人生總是循環不息的嗎？沒錯，對大多數人來說，平心靜氣的週期隨時在發生。每年每月每週每天。我希望你去觀察和辨認生活中每天的循環，也不要害怕——下一章會教你怎麼做。請自行把表格上的感覺替換成你自己的感覺——要怎麼稱呼它們沒什麼關係。只要知道這就是所有人運作的方式。你愈是了解和識別自己生活中的循環，就愈能輕鬆掌控自己的情緒。當你感受到挫折帶來的第一波傷害，並且真正了解到自己就在這樣的循環上，會有個豁然開朗的時刻，能夠帶你解決問題，你便能更加掌控好自己的反應了。當圓圈右上角的情緒冒出來時，你能夠呵護這樣的情緒，知道這樣很正常，馬上就會熬過去，並且到達左側的了解，那麼你就能成為自己情緒的主人了。

對抗選擇性失憶

　　不管是來自何種文化背景或國家，每個人都用相同的循環方式，經歷過下面這些情緒：快樂、挫折、煩躁、憤怒、悲傷、憂鬱。但就像我本人，當感覺過了，忽然間得了失憶症一般，忘記自己曾經歷過這些情緒。被情緒淹沒的人常常想得很極端：「這是我遇過最糟糕的事情了！」、「我從來沒被傷得這麼深！」、「我好生氣，我快爆炸了！」如你所見，這些情緒沒有好壞。它們是真真實實的存在，也是人類被創造出來的一部分。明白這點就能賦予你力量。我希望所有階段的小孩，從幼稚園、小學、中學、高中、就算大學，都能學習到欣賞自己所有情緒——好的和所謂「壞的」感覺都是。很多人對自己深層的感覺感到可恥，卻不知道多數人都有相同經驗。他們若是以為自己有問題，便會感到孤單、害怕甚至被攻擊。他們會努力隱藏或壓抑情緒，因此就會變得情緒化。但這些情緒都是人自然本性的一部分，可能對他們來說反而是好的。那麼，就一起來看看他們通常想捨棄的情緒背後隱藏著哪些積極面向。

負面情緒中隱藏的好處

- 挫折的益處：通常遇到挫折時會覺得無能為力，但這樣的

經驗並不一定是壞事。如果挫折驅使我們前進的話，就可說是正面力量。我們可以讓這樣的事情拖垮我們，或是驅策我們向前行動。有時必須非常挫折，才能產生改變的能量。沒有這個惱人的東西，我們可能還困在那個傷害我們的情況裡。這就是挫折必須被推崇和喝采的原因。如果能妥善利用，挫折時常伴隨著美好的結果。

• 悲傷的益處：弔詭的是，悲傷也能是正面情緒，因為悲傷能夠讓我們感謝生命中美好的事情，幫助我們珍惜特別的時刻，讓我們成為更貼心的人。

經歷過悲傷也能夠讓我們對有同樣經驗、或正在經歷相同事情的人有同理心。它能讓我們更深刻地與那些人連結，敞開心胸，接受他人的幫助，並且更加珍惜不再悲傷的時刻[3]。

• 眼淚的益處：情緒性眼淚裡包含控制情緒的錳離子，比起其他因素的眼淚多了許多。賽德羅夫（Stephen Sideroff）為加州大學洛杉磯分校的臨床心理醫師與瓦倫波道德學院（The Raoul Wallenberg Institute of Ethics）理事長，他解釋壓力會「讓肌肉緊繃，增加緊張，所以哭泣能緩解釋放這些肌肉和情緒，因為哭泣能活化副交感神經系統，幫助身體重建平和狀態」[4]。

• 憤怒的益處：憤怒會帶來很強大的力量，它可以成為驅動的力量，讓我們達成持續悲觀時辦不到的事情。它會在背後推我們一把，讓我們得以起身捍衛被欺侮的人，迎戰阻礙我們成功

的激進力量。承認憤怒、不去壓抑它，有助於降低對心臟的壓力，也能控制疼痛。生氣時便表現出來，而不是累積起來一次大爆發，有助於緩解憤怒強大的威力。憤怒讓我們警覺到事情不對勁，需要採取行動，這或許是其他情緒沒有的事情。事實上，否認抗拒憤怒往往比憤怒本身更加危險。

• 憂鬱的益處：憂鬱的能力是阻擋你、促使你去行動。就像生理的疼痛，憂鬱是指示有什麼事情不對勁，需要處理。社交抽離雖然有時伴隨著悲傷，卻有助於人們檢視自己生活中不順利的部分。孤單並不是「壞事」。它給你時間真正了解難過從何而來，以及下一步該怎麼做。好處就是，一旦熬過了艱困的時候，就能以更強壯、更不屈不撓的姿態到達另一端。這給了你經驗，讓你能夠幫助深陷同樣遭遇的人。如此一來，塞翁失馬焉知非福。

受困及脫困

待在同一個情況過久會產生問題，所以我們必須時常轉換在平心靜氣的週期中的位置。當我們真的「被困在」挫折或憤怒之中，本來正常或有益的情緒可能都會失控。那些被困在週期某個階段很久的人會很難相處，要跟那種老是被小事搞得很挫折的

人保持親近，會變得過於困難。你可以努力保持同理心，但你的耐心能維持多久？你可能富有同理心，也能讓傷心的人依靠，但如果對方還是持續傷心，對你來說也可能很難保持積極鼓勵的態度。如我們所見，憤怒是在特定情境下才會發生，但它同樣也有正向的一面，因為它更能夠創造出改變的能量。但是跟一個經年累月都在生氣的人相處壓力非常大。你想到的是被困在負面情緒裡，但如果有人被困在週期比較正面的部分，也會出現心理上的挑戰。一天到晚頓悟個不停的人想來也是難以理解。那些不停說著「喔天哪！」的人也會把你逼瘋。說起來很傷心，不過如果有人看起來隨時隨地都很快樂也是讓人擔心。所以說，目標是了解情緒來來去去，以及情緒和這樣的週期都很正常。我們需要讚揚它們，保持情緒流動，更能夠毫不費力地讓這個情緒流動到下個情緒。

想像自己的情緒起伏就跟個優雅的芭蕾舞者一樣。老實說，把自己從牢固的負面情緒解放出來的最佳方法，其中一種就是動起來——沒錯，運動。你不必當個芭蕾舞者，也不必參加有氧課，但可以把車停在距離目的地幾條街以外的地方，或是多走樓梯，或是跟孩子一起跑步、拔草、做一些粗重的家事等等。很多文獻寫過運動之於情緒的益處——運動能釋放腦內啡，身體的自然止痛藥[5]。普勒騰博（Sebastian Plettenberg）是紐約禪柔運動講師，他說學生常帶著身體問題來找他，像是肩頸僵硬或背痛，但

一旦開始運動之後，他們才發現自己的身體不適之下，隱藏著未曾深究的情緒問題[6]。

我的病患茱莉的例子，可以呈現困在某一情緒是多麼複雜的情況；同時也展現了「脫困」後的美好和踏實。茱莉的憂鬱情況已有許多年了，但抗憂鬱藥物並不怎麼有效。樂於嘗試其他方法的她，便來找我尋求順勢療法，治療憂鬱症。我花了將近兩小時，建議她搭配一種順勢療法之外，每天走路十五分鐘。她買了一組療程回家，並在睡前服用。隔天早上，醒來卻覺得非常暴躁。她打來問我該怎麼辦。我跟她說要有耐心。接著她打給我，因為她在哭。哭了好幾個小時。她哭得太慘了，丈夫只好從工作趕回家，因為她無法照顧小孩。然後，她就變得非常生氣，對我生氣。她打來說：「我再也不會做任何順勢療法了！」

六週後，辦公室主任打給我說茱莉預約要做後續追蹤。說實話，我想到這個療程對她的情緒有太大的影響，我很怕再見到她。

她優雅地走進門診室，冷靜地自行在沙發上坐了下來，接著說起自己的事情。她說：「大哭不止後，我真的覺得非常低迷了好幾天，但是我收拾好情緒後，就照你建議的開始走路。老實說，我還直接走去辦公室辭職。我替同一個老闆工作了十年，但他根本沒有給我應有的尊重。他讓我每個晚上都在加班。每年要求一兩次讓我請假兩小時去看孩子的話劇表演也不行。從來沒有稱讚過我對工作的投入，這一路以來也沒有給我適當的加薪。我

受夠了。」

但她沒有真的離開。茱莉遞出辭呈時，她老闆求她留下來。「我對他說除非他改變十件事，我才會留下來，然後我就把清單給他。他同意了，我也保有工作。但現在是取之在我了。我知道如果他沒有信守承諾，我之後就可以辭職。有力量的感覺真好。」

接著，茱莉把孩子從私立學校轉學出來。她一直很討厭私校，只因為她夫家堅持，所以她才讓孩子去上。她把孩子轉去自己從頭到尾就希望他們去的學校。然後，她拿出家裡的定存帳戶，付了一間大一點的公寓的頭期款。婚後她搬進先生的單身套房，但現在有了兩個孩子，他們隨時都在把對方逼瘋的邊緣，根本不能呼吸！她才明白先生對改變有障礙，永遠都不會有膽搬家，所以她就決定做了！她看著我，眼睛滿是驚嘆：「我是怎麼得到自信來做這件事的？」

---------- 何謂順勢療法？ ----------

1796 年，赫尼曼（Samuel Hahnemann）創造了順勢療法，這是一種替代醫學系統，奠基在「同性互治」的準則上。人遇到情緒上的挑戰時，順勢療法就能成為有效的工具，來活動受困的能量，進而緩和情緒。另一方面藥草就能夠進到血液循環

中，實際上改變情緒，回應壓力。錯誤的順勢療法療程對身體起不了作用。但是採用正確的療程，患者就能感覺到變化，只是可能需要一段時間來重新平衡。

順勢療程是由植物、花草、礦物或是細菌組成。在製作過程中，所選物質會被稀釋，並用「震盪」的方式反覆搖晃，得到的液體會倒在糖球上，使其吸收。接著放入試管標上標籤。你可以在瓶身看到該療法的名稱，例如「呂宋果」加上一組數字和字母。數字範圍從 6x, 6c, 12c, 15c, 30c, and 200c, to 1M and 10M。這些組合對應的是療法的強度，代表該物質被稀釋與震盪的次數。在順勢療法的概念裡，一物質被稀釋得愈多，效果就變得愈強。所以稀釋兩百次比稀釋六次的效果還大。順勢治療師只有在了解對方的「病情」後才會建議療法。一般來說問診會持續一到四個小時。順勢治療師的目標是了解對方特殊的需求。

在順勢療法中，我們相信當身體得到適當的協助和環境就能夠自行修復。順勢療法推了茉莉的身體系統一把，運動還提升了她的精力，幫助她放鬆心情。沒有這些改變，她便不可能戰勝憂鬱，會繼續困在憂鬱之中。一旦有了力量和自信去擁抱豁然開朗的瞬間（討厭我的工作、討厭小孩的學校、討厭這間公寓），那她的心靈就能受治療、憂鬱便會漸漸過去，便能前進到「平心靜

氣的週期」的下一個階段，也就能夠促使她去解決問題。「我好幾年沒這麼快樂了，」她對我說。她上了很棒的一門課。

她若是再陷入憂鬱狀態，可以採取很多行動。她回頭繼續吃抗憂鬱藥物，在心理醫師的同意下，選擇保持現狀，服用較低的劑量。我們又花了幾次門診重溫平靜心情的週期。我們討論茱莉要如何對此週期更有自覺，讓她了解這些情緒很正常也無害，如果她能夠更自在流動，並且願意撐過去走向解決問題的階段，那麼那些情緒終究會過去。我們也討論過她的挫折和傷心以哪種方式來說並不是「壞」情緒。它們只是在警告她，她人生中的這些情況需要改變。她明知只要做出一些關鍵的調整，就能夠脫離困境。我懂茱莉需要順勢療法幫助她做出脫困需要的行動。順勢療法有助於能量的活動。我也告訴她好好的哭一場有時候是很神奇的工具，可以幫助人走向下一個階段。

還有一個患者，姑且叫她黛比好了，她因為反覆尿道炎來找我。收下她的病歷後，我打開《藥典》（*Materia Medica*），裡頭收集上千種療方，供順勢療法治療師和藥草師使用。我在搜尋欄打進她的症狀，一個有名的順勢療程不斷跳出來給她，但那通常是建議給憤怒的人。我很不解。她是我認識最溫柔善良的女人了。彬彬有禮，友善仁慈。起初我很猶豫，但試過各種不同的方法輸入資料後，我肯定那就是她需要的療程。

八週之後，黛比打電話來回報，說這是她有記憶以來第一

次不再有尿道炎。但她想再來一次門診。她自行在沙發上大剌剌坐了下來，開始回憶事情經過。「過去這兩年我無時無刻都在生氣，」她解釋道，「但不知道該怎麼辦。主因是我的婆婆。她有嚴重的情緒問題。有時候她對我的孩子很好（他們分別是六歲、八歲、十二歲跟十四歲），但可能下一秒就對他們大吼大叫。她真的太難捉摸了。我很生氣，因為我老公完全否認這件事。他不知道怎麼處理婆婆的事情，從來不談論她，假裝婆婆的善變不是個問題。我替孩子覺得委屈。他們不該被亂吼。我預約門診，雖然尿道炎改善了，但我還是不知道如何處理婆婆的問題。不過，至少我覺得準備好採取行動了。」

我們認為對她來說最好的方式是，跟孩子分別談談。她會直視孩子的眼睛，跟他們進行坦白、適齡的溝通，討論奶奶的事情。透過這個策略，黛比就能夠提供孩子需要的支持，孩子也不會覺得奶奶的怒火是針對他們。黛比有了自己的「啊哈！」時刻，放下埋藏已久的憤怒，前進到週期的解決問題階段。這讓她重獲生理健康。

情緒上癮

我想起學習菸草治療功能的一段往事。還在當學生的我們聽到治療使用菸草，嘴巴全都嚇得合不起來。但是老師解釋，菸草

早就使用於北美印地安人傳統的宗教儀式中，該傳統的看法是：「這種神聖的藥草具有力量，但如果誤用或不予尊重，那麼聖草的力量就會吞噬我們。菸草可以是治療者、也可以是毀滅者，取決於使用方法和頻率。用正確的方法使用它，便可以促進健康，幫助性靈上的引導和成長[7]。」另一方面，菸草若是以非正確的方式吸進去，那就會控制吸菸者，那個人就會成癮。

同樣的情況也發生在情緒上。情緒是很正常自然的事情。如果我們被教導要擁抱挫折，因為挫折能幫助我們成長；或者傷心是生命中的一部分，我們會時不時遇到；或者憤怒能夠促使我們對生活做些改變，我們就會用非常不一樣的目光來看待情緒。如果我們期待情緒來了，是我們的一部分，只要我們願意他們終究會消失──如果我們把情緒視為禮物，那麼它們就神聖了起來。

反之，如果我們假裝自己不該有負面感覺，不能帶著感激接受並表揚它們，那可能就會像吸菸一樣，掌控我們，主導我們的人生。人會對挫折、傷心或憤怒上癮嗎？我想人是會上癮的。

我有個四十歲的患者賈克琳，她母親一天會打給她一兩次，但總是跟她母親吵架。他們會互相大吼，賈克琳會很生氣、很傷心、很沮喪。我跟她說好幫她打破這個傷人的規律。我說她可以待在我家一個週末──但有個條件：跟我在一起的時候不能夠打給她母親。我會去一天拜訪她母親兩次，確保她沒事，但賈克琳有三天不能打給她。

起初的二十四小時，賈克琳很冷靜。她想打給她媽媽，我說：「不行，我們說好了。」到了第二天，她溜進浴室、打給她媽、跟她大吵一架、走出浴室、撞到我（別忘了，我的公寓很小）。她被我逮個正著。那時我才明白，這就像海洛因成癮，賈克琳是真真實實地對和母親爭吵後的腦充血「上癮」。那是個習慣轉變成的癮頭。她不能忍受超過一天沒有爭吵。她發怒成癮了。

　　我們花了更多時間在這個問題上，賈克琳才明白不只她的心靈需要那些爭吵，她的身體也是。坡特博士（Dr Candace Pert）的研究告訴我們，「某種感覺在我們的心理或生理上頭發芽，便會轉換成肽釋放到身體的某個地方（器官、組織、皮膚、肌肉、腺體）上都有肽接收器，可以連結和儲存情緒訊息。」這代表情緒記憶會存放在身體裡的許多地方，不見得只有或大部分都在腦袋裡。「你可以用多種方式從多種胜肽／接受器網絡取得情緒記憶，」坡特博士接著說：「我想情緒實際上是居住在身體裡。」[8]

▌ 情緒會造成一串化學反應，讓我們上癮嗎？

　　會的。尤其是壓力這類的情緒，造成的生理症狀類似海洛因、古柯鹼、搖頭丸、安非他命等成癮性非法藥物：心跳加速、血壓升高、血糖上升、專注力降低、肌肉組織破壞、無法一心多用、與世脫鉤。

　　除了荷爾蒙、腎上腺素、正腎上腺素之外，壓力也會釋放

多巴胺，一種「讓人覺得爽」的化學物質。這通常跟其他非藥物的成癮有關，例如賭博、購物和性。多巴胺會活化大腦的獎勵中心，鼓勵重複性的行為。這出現在許多成癮性行為和藥物濫用問題的核心。

至於賈克琳呢，她在我們開始藥草療法之前就得看心理醫師了。她完全沒意識到自己對於憤怒伴隨而來的腎上腺素上升上癮，只因為那感覺對她來說太正常不過了。

------------- 要是感覺到對某種情緒上癮該怎麼辦？ -------------

第五章討論到的某些藥草能夠幫助你戒斷癮頭，不過你可能也需要尋求專業的幫助。我尤其推薦阿普雷哲醫師（John Upledger）及生物物理學家卡尼博士（Zvi Karni）研發的頭薦骨療法。他們研究發現，因為心理、精神、情緒或性靈上的創傷引發的生理力量與伴隨而來的情緒能量，時常會留在身體裡，而不是釋放出來。頭薦骨治療師普兒博士（Elizabeth Poole）這麼向我解釋這門療法的基礎：「許多療程說過疼痛會居住在身體裡，那些疼痛可能是無法解決的情緒、生理、心理或精神上的創傷、甚至是產創（birth trauma）或驚嚇。頭薦骨療法對於緩解疼痛以及協助解決造成疼痛的主因特別有效，不管是身體上還是情緒上。」[9]

放手才能抓住掌控權

知道平心靜氣的週期以及其運作的方式，是獲得情緒掌控權的第一大步。此刻，假設你沒有什麼嚴重的情緒問題，像是臨床憂鬱症、躁鬱症或是邊緣性人格障礙症等等，也沒有被困在某個階段、沒有對憤怒成癮、也沒有其他困難的感覺，那下一步該怎麼做，才能順暢地從這個階段流動到下個階段呢？

讓我講個猶太民間故事吧。

相傳著名的所羅門王（西元前 970 到 931 年）饒富智慧，力量難以衡量。不過他向臣子抱怨：「我這輩子沒這麼憂鬱過。事情很順利的時候，我擔心不會長久。事情不順利的時候，我擔心憂傷不會有盡頭。我做了一個夢，夢裡有個戒指，包含了給我平靜心靈的所有知識。去把那個戒指找出來。我想在住棚節（慶祝收成的節日）之前找到它，也就是還剩六個月。」

他的臣子找遍全世界，人人都在尋找能夠帶給國王心靈平靜的戒指。他們去找最高級的珠寶商、到最富有的土地去。終於，住棚節來了。沒人聽過這麼神奇的戒指，所有的臣子都放棄了——除了那個最年輕的大臣。前一晚他穿梭在耶路撒冷裡，仍不放棄。隨著日光破曉，他發現自己身在一個非常貧窮的地區，一名老人正在擺攤，放上簡單的首飾和小飾品準備販售。帶著死馬當活馬醫的心情，大臣描述了戒指和所羅門王的要求。老人思

考了一會兒。他拿出一個不起眼的金戒指，在上頭了刻起來。接著把戒指交給大臣。年輕人讀了刻字，心臟因喜悅而怦怦跳著。「就是這個！」他大聲說。

住棚節晚宴上，國王問臣子是否找到了能夠解決問題的戒指。多數人站著不語，低著頭滿臉慚愧，因為自己未能完成任務。「我們找到了！」最年輕的臣子說，眾人又驚又喜。

他走向前，將戒指套在國王手指上。國王看著戒指，念出上頭的希伯來文：Gam Zeh Ya'avor，意思是「此也終將過去」（This too shall pass）。

國王唸完後，悲傷變成了喜悅，喜悅變成了悲傷，接著兩者都褪去，留下平靜。國王在那個瞬間被點醒了，他的財富和光榮並非永恆，他的悲傷也會如季節和年歲一樣，終將過去。從那一刻起所羅門王便戴著那個戒指，維持在平靜、平衡的狀態──理想情緒。

你能夠重複這句經文「此也終將過去」嗎？我知道身處在困境時非常困難，不過這話沒錯。有件事我可以很肯定地說：生活在今日我們所知的世界，有件真實不變的道理就是改變。所有的事情都是瞬息萬變。

這個古老的智慧也存在於其他神靈和宗教情境中，包括佛教。下面是個關於這個宗教如何形塑此道理的：一名學生去找冥想導師：「我的冥想糟透了。我覺得很容易分心，雙腳發疼，

還常常睡著。真是太罪大惡極了。」大師只是回答：「會過去的。」一週之後，學生又回去找導師：「我的冥想好極了。我很專心，很平靜，真是太快樂了！」大師再次回答：「會過去的。」

這門困難的課程對於幫助情緒化效果很棒。困難來的時候，告訴自己：「此也終將過去。」人生看似很美好的時候，也重複「此也終將過去。」我們應該將這個智慧貼在所有的地方，來幫助包括孩子的所有人，學習一切情緒的倏忽即逝。

是好是壞？最好是不要貼標籤

學會如何更快地移到豁然開朗和解決問題的下一個步驟，就是停止評判事件的好壞。事情會發生：有些改變很愉快，有些卻不盡然。你能夠真的做到不對發生在自己身上的事情貼上好或壞的標籤嗎？我可不是說壞事不會發生。壞事會發生，而且壞事會發生在好人身上。但是貼上「壞」標籤只會讓情緒變得更難流動。有些時候，你必須相信，就算此刻情況看起來很糟，在大格局下看，其中還是會有好面向透出暖暖光芒。我懂，我懂。啊！我好討厭這堂課，但請聽我說。我以前常對孩子說這個：一個三歲小孩，看到廚房流理台上有個亮亮的東西，很想要它。他搬來一張椅子，靠著流理台，伸手要去拿那個東西。

他媽媽大喊：「不行不行！」接著把東西放在強尼碰不到的

地方。

但是強尼大哭：「我想要！我想要！」

強尼想要的是一把大菜刀。看似對強尼不好的事情（無法得到想要的東西）對他來說卻是真正的好事。而看似對強尼好的事情（閃亮的東西）才是真正的壞事。這是我們應該看待人生的方式。我知道很困難。

但把自己從分類的習慣中抽離是有可能辦到的。與其停下腳步去哀悼那些看似只有死路或挫折障礙的困境，倒不如接受它們，想著這就是此刻這個情況的樣子。古老的猶太智慧教導我們，最困難的情境創造出最大成長的機會。但不要只是接受而已。開始尋找其他道路。

我真的很喜歡勞歐博士（Dr. Sirkumar Rao）的作品《樂於工作》（*Happiness at Work: Be Resilient, Motivated, and Successful——No Matter What*）。他在書中寫到：「許多成功崛起的人從未替自己經歷過的事情貼上壞標籤，甚至為之哀悼。他們只是把那些事當成是禮物，彷彿自己是名土木工程師，考察地形，研究道路可以蓋在哪裡。從這個角度看，沼澤並不是什麼壞事。只不過是個在營建計畫上必須提到的東西而已。」勞歐博士接著說，正向思考的力量可能已經幫助過不少人，但對某些人來說就是沒用。那些遇到困難就不能見到好事的人，一旦找不到出路，只會變得更焦慮而已。他建議仔細聆聽自己的內在聲音，避免用好或壞來描述

正在經歷的事情。一旦改變了自己的語言，最終就會「讓你在面對人生忽然的轉折時不再無助」[10]。

知道並認可平心靜氣的週期的存在相當重要，因為知識即是力量。

當下一次挫折感開始爬上心頭時，別替情況貼上好或壞的標籤。告訴自己「此也終將過去」，然後允許自己變得有彈性、更流動，同時期待帶給你快樂的「啊哈」瞬間。

接下來的章節裡，我們會探索其他秘訣和技巧，讓你的情緒更容易掌握。別忘了所有的事情都是自然的，它們的存在是要教導你一些重要事情，尤其是關於你的力量和你自己的事情。別困在自己的情緒裡，因為那是麻煩開始的地方。學著讓情緒保持循環吧。

記錄情緒

　　先來回顧平靜心情的週期。你會在第十二章找到空白的循環圖，讓你記錄自己從挫折、頓悟到快樂的過程。回想經歷過並且解決過的情境——與丈夫的爭執、考差了的成績、跟兄弟姊妹吵架或是辦公室的社交問題。寫下引發挫折、生氣和傷心的事情。接著追蹤下去「啊哈」時刻，那個頓悟、給你能量來解決問題的瞬間。善用正向經驗提醒自己有內在的資源，幫助自己突破負面情緒，保持理想情緒。

　　一旦試過了，你就可以想想其他事件。愈是準備好自己解決問題的能力，你就愈有自信向前邁進。你可以複印幾份空白的平靜心情循環量表，填上最近的情緒起伏。接下來舉個例子，如果我寫下四十件大衣的心路歷程就會是這個樣子。

設計理想情緒量表

記錄情緒量表是追蹤情緒變化的重要步驟。我的門診病患使用了理想情緒量表之後，開始了解自己情緒起伏的原因和時間。與其依賴記憶（因為記憶可能會出錯），使用理想情緒量表更能提供客觀的紀錄，供你思索和分析。

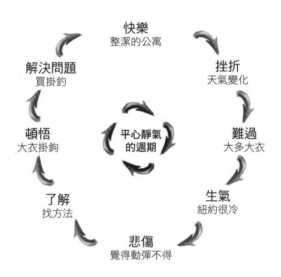

什麼是情緒量表？這是讓你記錄下心情起伏、睡眠時數、用餐時間的實際時間。這些身體的機能非常重要。過著快速變換的生活，很多女性常會忘記吃飯，但他們不會把情緒化和低血糖連結在一起。有些人甚至沒發現自己睡眠不足。

追蹤自己的情緒，追查出情緒化的規律，就會更加注意從前可能沒想過的情緒的引爆契機，這樣一來，就能夠確切找出自己的最佳和最糟狀態。舉例來說，我有些患者發現時間點大大影響他們的感受。有些人在白天記錄下最多的低潮，但有些人則說夜晚對他們來說比較難熬。

若想有系統的測量情緒，最有效的方法就是找個適當的地方記錄下來。製作專屬的理想情緒有許多方法，取決於你的個人喜好。如果你習慣使用微軟 Word 或 Excel 的話，你可以開一個活頁簿——舉例來說每週一次。第十二章裡的每日計畫（Daily Schedule）是個好的開始，因為那裡能讓你按小時記錄。你可以複印這個量表來記錄每週情緒和其他問題。

你也可以選擇買一本可愛小巧的手帳本放在包包裡，或者年曆掛在牆上，或是善用現代科技，使用智慧手機上的行事曆。

你該如何使用理想情緒量表呢？當你感到情緒變化時就動手寫下來。

有什麼發生契機嗎？飢餓、時間、睡眠習慣、月經週期，以及與會影響你的人互動等等都應該寫下來。你可以簡單列幾個描述的文字，或是用一到十替自己的反應打分數。

需要記錄多長一段時間呢？最好是一個月，特別是接近更年期的女性更應如此，但是就算只是一週也足夠你大開眼界，讓你更加有自覺也更了解自己的一舉一動。

我就讀的順勢醫學院裡，講師奎斯伯格（Dr Joel Kreisberg）是一名整合醫學醫師，著作為《訓練和治療》（*Coaching and Healing: Transcending the Illness Narrative*，暫譯），他建議病患「一次追蹤一種情緒就好，因為追蹤所有情緒會太累人。舉例來說，你可以在量表裡記錄某一週感到挫折或傷心的頻率。」[1]

---------------- **製作與使用理想情緒量表的小技巧** ----------------

決定你想使用的形式：選擇想要追蹤的內容。情緒量表可以很簡單，如果你想要，也可以很複雜。你可能想要在一週內追蹤一兩種情緒——或是所有的情緒。甚至可以是追蹤運動規律。完全取決於你。

寫下的內容：你可以簡單列幾個描述的文字，或是用一到十替自己的情緒打分數。

寫下所有可能影響你情緒的大事：包括：天氣變化、睡眠習慣、夜晚頻尿、吵架、飢餓、酒精、感冒、月經週期、惱人的人或地方。你要找出自己的情緒開關。

決定一天要記錄幾次：如果你一天十八個小時都醒著，那麼一天記錄三次可能最有幫助，每六小時一次。或者你可以在情緒轉換時就寫下來。右頁是個簡短的例子。

	Mon	Tue	Wed	Thu	Fri
6:00					
6:30			小孩早早吵醒我，沒睡好，呃啊！		
7:00	起床氣	早上經痛！啊！			家裡好亂，沒時間整理
7:30	咖啡喝完了！		今天沒人想吃我煮的燕麥粥		
8:00				今早小孩上學遲到。一團亂！	
8:30			必須離開這裡。我要爆炸了！		早上一切都很順利。萬歲！
9:00	老闆說我做得好！得意！	沒精神		工作路上塞車。遲到了！焦慮	
9:30		辦公桌亂七八糟！無法專心			
10:00	傑瑞米找我麻煩。生氣！			做什麼事都不對。沮喪	傑瑞米今天想去外面吃晚餐
10:30			工作真高興		
11:00		咖啡好喝！			期待晚上的「約會」
11:30			很累，用光力氣		
12:00	和凱西吃午餐。好棒！	想像個球捲起來！			找不到保母！慌了！

寫量表不是測驗。它只是個工具，幫助你更能自我實踐，更能掌控情緒，所以情緒才不會掌控你。

創造理想情緒日誌

理想情緒量表之外，你可以用理想情緒日誌作為額外補充或替代方案，日誌裡可以更鉅細靡遺地寫下情緒的起伏。有時間的話，回顧量表的記錄，然後在晚上寫個簡短的摘要，幫助你回想並思索是什麼觸法情緒擺盪。下面舉個例子：

理想情緒日誌紀錄

1 月 25 日（二）

下午 1:30 有點生氣，因為會議拖延了，我還沒吃午餐——餓到生氣！吃完飯後就好多了，也比較有生產力。但是晚上 6 點回到家，被孩子的功課、煮晚餐和折衣服搞得很累。為了看電視吵架。心累。一肚子鬱結去睡覺。打不開。很難入睡。很氣自己吼小孩。

你也可以考慮影印第十二章裡的空白平心靜氣循環圖，來當作腦力激盪的工具。你可以用來找出白天讓你覺得挫敗的事情，然後檢視循環，從中想些解決方法。

如果你很上進，也可以想寫問題幫助自己找出情緒開關。在

你的理想情緒日誌中接寫看看下面這些句子。別忘了你的答案可能會因為人生狀態改變─所以偶爾就來回顧這個練習。

1. 讓我挫折的五件事： _____

_____

2. 讓我煩躁的五件事： _____

_____

3. 讓我難過的五件事： _____

_____

4. 讓我生氣的五件事： _____

_____

5. 讓我憂傷的五件事： _____

_____

6. 讓我生氣又失望的人是： _____

_____

7. 讓我感到不安的地方是： _____

_____

　　你可以用理想情緒日誌裡的這些資訊，以及利用第十二章的平心靜氣循環圖成功脫困的經驗，更進一步探索自己的情緒。

第二部分

提升情緒的藥草

養護肝臟，用適應原幫你活化青春

人生值得一活嗎？就看肝臟怎麼說。[1]

——美國哲學家兼心理學家威廉・詹姆斯

　　悠悠歷史上，各種文化、社經階級、宗教都可見成千上萬的人使用藥草。歷代藥師也知道針對個人需求來量身打造不同的藥草組合。他們能夠看看病人，便找出特定的治療方法，不見得需要稱之為「診斷」。

　　西元前四百六十年，古希臘治療師和醫師希波克拉底就使用藥草作為治療平台。他也認同心理和生理連結的重要性。「了解什麼樣的人會得這種病，比了解這個人得到什麼病重要多了。」就像許多現代藥草師，比起只是將藥草對應於某種病狀，希波克拉底更感興趣的是了解病人的性格、以及找出適合該病人的藥草。

到了十二世紀，著名的猶太醫生、哲學家兼學者邁蒙尼德（Maimonides）也同樣認可情緒和身體健康的關聯。在《青春的保持》中（*The Regimen of Health*，又名 *De Regimine Sanitatis*，暫譯），他討論了心理和生理健康的連結，特別是壓力和焦慮的著墨，讓他成為心身醫學發展的始祖。

他找出治療壓力和焦慮的藥草複合配方——叫做「降壓膳品」，至今仍使用著。其中許多藥草包含了現代臨床研究證實可降低壓力的荷爾蒙。

他寫到：「這個抵抗焦慮的複方，應可長時間規律服用。其效果就是傷心和焦慮會消失。這樣的療效有助於振興、強化和提振心靈。建議長年持有。」[2]

雖然古老知識都這麼說了，但還是有很多人不清楚情緒如何影響身體。我的導師、整合醫療師奎斯伯格（Dr Joel Kreisberg）就教我們，不要只看病患說的部分，還要看看身體的哪個部分「不舒服」。「從那裡，」他說，「你就可以更清楚的了解到他們的情緒健康處在什麼位置。」他接著說，「舉例來說，如果病患說有心臟疾病，別忘了問他：『最近有什麼傷心事嗎？』或者，如果有人說抱怨記憶衰退，問問：『你想要忘記人生中的什麼事情？』」[3] 治療身體最好的方法就是治療心理、心情和情緒。安全又美好的方法就是使用藥草。

不過，如果你沒試過用藥草來改善身心健康，你可能會擔心這樣的「替代」療法可能被濫用，或者浪費時間和力氣——甚至金錢。但想想晚上喝來放鬆的大廠牌像是詩尚草本睡前茶、輕鬆茶，甚至薄荷茶，那些也都是藥草療法。

　　你知道洋蔥和大蒜也是藥草嗎？當你把這些食材加入飲食中，就是在食用草本藥草。還有廚房櫃子裡滿滿的極具療癒效果的香草和香料，像是薑、咖哩、匈牙利紅椒、肉桂和薑黃粉。想想那些你曾經在藥妝店收銀台隨手拿起的那種「女生好朋友」保健食品。那也是藥草食品。那類保健商品的配方，是和藥局處方藥相同的方式來幫助病患的。

　　那些你熟悉、甚至吃過的藥物，可能也都是來自相同的植物。地高辛取自毛地黃（用於治療心臟疾病）；奎寧來自於金雞納樹的樹皮；阿斯匹靈是從繡線菊或是白柳樹皮而來；治療糖尿病的產品庫魯化（Glucophage）就取自山羊豆。

　　在第五章裡，我們會一一介紹舒緩心情的藥草。不過首先我想先推薦保養肝臟的藥草。肝臟是身體裡的解毒器官，善加呵護它，它才會呵護你！我推薦的肝臟保健藥草又稱作排膽藥（cholagogues/choleretics），可以刺激肝臟的膽汁生產，促進膽囊分泌膽汁。一旦十二指腸內的膽汁增加，也會幫助消化系統的排便功能。

　　此外，我還會介紹有助神經系統的藥草，更能有效處理壓

力。這些藥草叫作適應原。適應原能夠平靜神經，好讓身體學會新方式去應付環境。當你的化學反應較為平衡後，就更能了解自己需要的舒緩藥草是什麼了。下一個章節的後半部會有更完整的解釋。

當你感到壓力時，大腦裡發生了什麼事？

你看到一隻獅子走來（你可能不會每天都遇到，但過去人們肯定會面對到這危險），神經化學和電解訊號會跑到脊髓，然後進入腎上腺裡。腎上腺不比核桃大多少，單顆重量還比一顆葡萄輕！像是小小的金字塔那樣，它們安坐在腎臟的頂端。大腦的刺激告訴它們釋放壓力荷爾蒙，包括腎上腺素，導致胃裡不舒服的感覺，讓你覺得很驚慌[4]。這也會增加血液裡的血糖、心跳和血壓，所以你才能逃跑。接著下視丘指示腦下垂體（位於大腦的底部）釋放粒子，隨著血流更進一步刺激腎上腺，接著就會產生壓力荷爾蒙皮質醇。皮質醇就能給你力量，逃離靠近的獅子或是其他危險。就是這個讓一名母親能夠徒手搬起車子，救出壓在底下的孩子。

當然，面對極端壓力能夠做出強大的反應，仍舊是重要的生存工具。不過若是火車誤點、錯過重要的商務來電、傳錯簡訊，你也做出彷彿獅子要來攻擊的反應，那麼你的身體就沒有好好地

運作。身體並不是被打造成面對持續不斷的緊急狀況的，只有在遇到真正的危險時，釋放瞬間噴發的壓力荷爾蒙。不是所有的壓力都有害。

事實上，有時候我們還渴望壓力。但是長時間的壓力的確有害。如果你每天都經歷高壓反應，肝臟就無法保持在最佳狀態運作，判斷會失準，腎上腺可能會失調，讓你難以掌控心情。

------------------------ **並非所有的壓力都有害** ------------------------

我們其實渴望壓力。神經內分泌科醫師、作家兼教授羅伯・薩波斯基（Dr. Robert Sapolsky）就曾寫道：「我們都在尋找壓力。我們討厭錯誤的壓力，但一旦有了正確的壓力了，我們怎麼會不愛！我們付錢去被嚇人的電影、雲霄飛車和有挑戰性的謎題搞得很有壓力。」[5] 現在也有種現象叫做良性壓力，英文是 eustress——指的是當你有欣快心情時的興奮感覺！

在長時間的壓力下，這些荷爾蒙可能會影響大腦中記憶形成、組織和貯存的部分。隨著時間過去，這個過程可能會導致困惑、失憶、憤怒以及無法控制情緒。事實上，耶魯大學的研究指出，長時間的壓力會導致腦容量減少，造成認知和情緒功能失

　4　養護肝臟，用適應原幫你活化青春

調。甚至還可能造成細胞加速老化[6]。

肝臟是負責儲存以及（經過胰島素幫忙後）產生葡萄糖——血糖——的地方[7]。但是壓力荷爾蒙會刺激肝臟產生額外的血糖，以應付「感覺到的危險」所需的爆發能量。這會讓肝臟負擔過重，可能會讓你易於發展成第二型糖尿病[8]。假設這件煩心的事情有長遠的影響，還得看你事後如何處理，畢竟在爆發之後，肝臟要花個三十分鐘到兩天時間回到正常的狀態，

好消息就是這些變化不見得永久。困難過了，你也冷靜下來了，大腦跟身體就會恢復原狀了。藥草可以在這個過程中協助你，這點就足以大大支持你使用藥草了。[9]

為何要守護肝臟？

肝臟的英文 liver 恰巧源自於古英文的「生命」。這很有道理，因為肝臟就跟心臟或大腦一樣不可或缺。藥草師知道一個正常作用的肝臟能夠增進生命力、精力和活力，並且給你更祥和的生活。

肝臟出現問題時很難診斷出來，因為就算有問題，它仍是個不會痛的器官。人可以有肝臟問題很長一段時間卻從未發覺。藥草師波夫（Mary Bove, ND）著有《女性健康》（*Women's Health*，暫譯），他說肝臟異常有個症狀，就是晨尿的時間。「那是肝臟

在發出警訊，尤其若常在凌晨三點左右醒來就要特別注意。」他說。根據傳統中醫，肝臟會在凌晨一點到三點之間更新並自我修復。波夫醫生解釋：「常常在這個時間醒來的人會很難再入睡。這個半夜清醒的時刻，變成了沉浸在悲慘遭遇、回想別人怎麼對待自己、讓黑暗陰沉的想法主宰他們的時候，最後當天光出現時，他們也不會覺得煥然一新。」[10]

這就是一顆阻塞、未能以最佳狀態運作的肝臟，會讓你情緒化的原因之一。我向病患這麼解釋：還沒把棉絮濾網清乾淨就把衣服拿去烘乾，衣服就還是濕答答的。

當排氣孔清乾淨了，衣服就會烘得有效率多了。同樣的情形也適用在肝臟上，因為肝臟負責過濾血液。它是替身體分解並且排除毒素的主要器官，所以必須保持在最佳狀態。

知名的藥草師蘇宋・韋德（Susun Weed），著有《聰明療癒》（*Healing Wise*，暫譯），她寫道：「把肝臟想成回收中心。血液在肝臟細胞裡頭複雜的網絡穿梭時，是經過仔細檢查的。血液中的代謝產物、荷爾蒙、膽固醇、維他命、礦物質、酶、細菌、病毒粒等等活著產生的化學粒子，全都受到檢驗。有些能夠留下來，有些要重組回收，有些則會被貼上移除的標籤。」[11]

---------------- 什麼是肝臟「清潔」或「排毒」？ ----------------

　　肝臟替身體排毒，但你需要「排毒」或「清理」肝臟嗎？市面上許多藥粉、飲品、藥丸都聲稱可以做到。但有效嗎？我不認為。藥草師的觀點是：我們不需要排毒。我們需要的是支持和養護肝臟和膽囊，讓它們以最佳狀態運作。肝臟*毋*須清潔，因為這個厲害的器官會自我清潔！藥草師溫斯頓（David Winston），著有《適應原》（*Adaptogens: Herbs for Strength, Stamina, and Stress Relief*，暫譯），他解釋自己不相信「清潔」的原因。「人體內建自我清潔的功能，」他告訴我，「身體透過肝臟、腸道、腎臟、肌膚和肺，規律的清除代謝廢物，來保持人體的健康。」[12]

　　肝臟在消化蛋白質、糖和脂肪上也扮演了重要的角色。藥草師克勞佛（Amanda McQuade Crawford），著有《女性專用藥草療法》（*Herbal Remedies for Women*，暫譯），她告訴我：「藥草師了解身體能夠自我管理，內建有自我療癒和清潔的設計。肝臟就是一種身體過濾『問題』成分如細菌的神奇方式，以便保護我們。」這點對女人尤其適用。女人的身體比男人需要更多脂肪。但根據克勞佛德說法，這個脂肪面對「現代環境中漸增的毒素時

相當脆弱。這些毒素會累積在女性貯存的脂肪中，肝臟替我們排除了許多這樣的毒素。這就是養護肝臟十分重要的原因。」[13]

膽囊是肝臟的好夥伴，幫助我們保持健康。藥草師溫斯特在某次訪談中解釋，膽囊健康在與肝臟的關係上扮演了什麼角色。他告訴我，「肝臟也會分泌一種消化脂肪液體，稱為膽汁，有些會貯存在膽囊中，膽汁是身體自然的通便劑，肝臟把血液中過濾出來的廢物丟進膽汁中，以便透過腸道的糞便排出。」

因為種種原因，有時候肝臟無法生產足夠的膽汁。就可能造成排便不順、土黃糞便，脂肪消化不良或放屁脹氣。「許多人稱為排膽藥的藥草能夠刺激肝臟的膽汁分泌，或是膽囊釋出儲藏的膽汁。這些味道苦苦的藥草包括龍膽根、蒲公英花根、朝鮮薊。」[14]（我隨後會在本章仔細討論這些藥草。）

我的義大利藥草師友人馬瑟（Guido Masé），著有《野生藥方》（*The Wild Medicine Solution: Healing with Aromatic, Bitter, and Tonic Plants*，暫譯）[15]，他在最近的訪談中告訴我：「義大利文的憤怒是 collera，字面上的意思就是體內系統裡缺乏太多膽汁。在義大利，降低憤怒和易怒的方法，就是刺激肝臟來釋放膽汁。所以世世代代以來鼓勵生氣的人去吃點苦苦的食物，使用苦味藥草來排解並度過憤怒。」[16]

　　許多傳統文化認為把酸甜苦辣鹹五味都呈現在餐點中至為重要。每種味道對身體都有特定的效果。馬瑟告訴我：「我們人類演化出多樣的飲食。在二十世紀初，80%的卡路里來自一百二十種植物，絕大多數都富含苦味。（今天同樣的 80% 只來自於六到十種不同的植物）[17]。但隨著工業化農業和食品加工的誕生，苦味被換成最討人喜歡的甜味和鹹味。許多現代飲食中有非常多的鹹、辣、酸、甜，但卻缺少苦味——這個和消化系統和肝功能相關的味道。

　　藥草師建議食用苦味食物有助消化，刺激肝臟保持最佳狀態。所以說，在飲食上多攝取苦味植物和綠色蔬菜。像是紫菊苣（radicchio）、蒲公英葉、甘藍菜苗（rapini）、苦苣（endive）、羽葉甘藍、白蘿蔔、芝麻葉、蒔蘿、洋芥末、水田芥（watercress）、巴西里、櫻桃蘿蔔、洋香菜、葫蘆巴籽、羅勒、洋芥末葉、蘿蔓生菜。

　　除此之外，生活在現代社會，肝臟受到的壓力很大，需要呵護自然可以想像，因為我們每天都會從各種環境、藥物或污染源，攝取嚇人數量的外來物（非人體產生的化學物質）。外來物

像是噴灑在果菜上的農藥，塑膠製品和化妝品裡的塑化劑，家庭清潔用品裡的氯，養殖魚裡的多氯聯苯和重金屬等等。身為人體中體積最大的器官，肝臟會直接受到不良的飲食、某些不良的生活作息（像是通宵熬夜、看太多電視或是花太多時間在智慧手機上面）、攝取酒精、使用乙醯胺酚等非處方的止痛成藥的影響。

來自外在和情緒的壓力，像是超市裡排隊的人龍、工作壓力、交通罰單、當機的電腦、過度激烈的減重飲食、爛桃花、離婚、教養問題、家人生病、失眠、焦慮、爆炸性的憤怒都可能阻礙肝功能。

為什麼會這樣呢？當身體在有壓力的狀態，運作的是交感神經系統（該部分能加速心跳、壓縮血管和刺激消化、升高血壓，讓身體能應付緊急狀況）當身體被這個系統所支配，便會把能源分配給肌肉（作戰或逃跑用），而不會分配給器官（休息和消化用）。現在的生活方式太常啟動交感神經系統。如果起床感覺想吐，表示你的肝臟目前很辛苦。緊繃的肌肉代表著能量遠離了修復和再生系統，也就代表了肝臟不能有效安排血液做排毒。

這就是肝臟需要協助的原因，要保持強健，才能盡最大能力運作。需要幫助的肝臟會出現生理症狀，像是紅疹和便秘。藥草師針對代謝有礙的肝臟呈現的症狀判斷，來找出最適合你的藥草。問問自己下面這幾個問題：

• 覺得壓力很大時，會便秘或腹瀉嗎？

- 皮膚會出現紅疹嗎？

- 覺得非常精神不振嗎？

- 沒有胃口嗎？

- 喝太多酒了嗎？

- 半夜醒來卻再也睡不著了嗎？

　　事實上，肝臟若不能維持在最佳狀態運作，會導致情緒化。當你採取了循環途徑來控制情緒，免得被情緒所控，擁有高度作用的肝臟，會給你達成目標所需的力量。就算選擇了正確的生活方式，光是活在當今這個高壓世界，也會讓肝臟需要更多協助。不過如果你的生活中充滿了不健康的食物、太多酒精、太多憤怒，那麼使用下面提到的藥草，就是復甦肝臟和改善身心健康的根本之道。

幫助肝臟的藥草

　　選擇幫助肝功能的藥草時，找出最接近你的生活狀況的描述。選購時，你會發現商店時常混合各種藥草。這完全沒有問題。這些叫做保肝食品、保肝唐寧或苦精（bitters）。不管你買的是什麼配方，選擇標籤寫著「保肝」（liver support），而不是「體內清潔」（cleanse）或「排毒」（detox）。我建議門診患者

食用的藥草最好是液態，而不是膠囊，因為這樣的吸收率較好，（準備方法請參考第五章）。劑量則是根據你的體重。我通常建議大人每天服用兩到三次，一次 25 到 45 滴，最好是飯前使用。如之前建議的，開始使用保肝藥草之前，先和執業藥草師和醫護人員討論是否有任何不適。

下面大部分藥草都叫做苦精。三十天之後你就會發現不同。餐前什麼時間食用藥草呢？只要五到十分鐘以前就好。但就算是用餐時食用也有效果。

▌朝鮮薊

朝鮮薊（Cynara scolymus）可幫助肝臟再生，能刺激膽汁從肝臟流向膽囊，也就是毒素排出的地方。這樣可幫助消化。

建議：我最喜歡推薦有消化問題的人食用此藥草。如果肝臟無法妥善分解食物中的油脂，通常就會有胃食道逆流的問題。雖然光用此藥草無法治好胃食道逆流，但食物的逆流通常暗示需要此藥草的協助。

▌牛蒡

牛蒡（Arctium lappa）可食用。有人會拿來炒菜和煮湯。除了加入餐點非常好吃之外，還是個很棒的保肝食物。這個藥草葉可以幫助改善膚況，像是濕疹、乾癬、痘痘、皮膚炎等等。這些

病狀通常表示飲食中有太多脂肪和蛋白質，身體無法分解，導致肝臟負擔過大。

建議：我通常會建議這個藥草給有情緒和皮膚問題的患者。可能是乾燥肌、油性肌、容易受傷或要特別久才會痊癒。

▌北美腹水草根

北美腹水草根（Culver Root，學名 Veronicastrum virginicum）是種有效的保肝藥草，只需要很少的分量。這種藥草可以增加膽汁分泌和產量，順暢腸道，藉此幫助肝臟和膽囊功能。因此能增加腸道蠕動。

建議：當患者感到壓力時，我就會推薦這個藥草。不當飲食和壓力可能影響腸胃，導致脹氣、便秘、腹瀉或痔瘡。

▌蒲公英根

這就是常見的蒲公英根部（Taraxacum officinale）。沒錯，就是你老是想從草坪上拔起來吹的那植物。藏在油綠葉子和可愛的亮黃花朵下的根部──也就是有助養護肝臟的部分。蒲公英根自古以來便是著名的保肝食物，因為它能刺激膽汁流動。藥草師常用它來對抗脂肪肝、肝硬化、雌激素過剩以及痘痘。

建議：我推薦此藥草給雙腿或雙腳時常腫脹的患者。這也可以幫助排尿次數過少的人。

▌龍膽根

龍膽（Gentiana lutea）根特別用來保護肝臟，刺激肝臟運作，幫助細胞活化，以及增進膽汁流動。它也因為能夠抑制影響肝臟的病毒而著名。根據馬里蘭州大學醫學中心指出，龍膽根在歐洲常用來治療貧血，因為它能刺激消化系統，易於吸收鐵質和其他營養素[18]。

建議：我會建議有胃食道逆流等消化道問題、飯後昏昏欲睡、或是容易貧血的患者使用此藥草。

▌奶薊籽

因為奶薊籽（Milk Thistle Seed，學名 Silybum marianum）對肝臟和膽囊的神奇效果，全球各地世世代代都廣為使用。它有助於排除毒素（像是酒精）、修復受損的肝臟組織、刺激膽汁生產和改善消化。我很少建議膠囊藥草，不過這是唯一在這種形式下也表現良好的藥草。

傳統上的用法是搗碎種子，加入湯粥裡。現在我會建議早晚餐前服用四個膠囊。

建議：我會建議長時間用藥的人食用，特別是長時間服用避孕藥或是止痛藥後停藥的女性。對於季節性過敏、或是時常感冒或得到流感的人也很有幫助。奶薊不建議與避孕藥同時使用，有可能會影響避孕效果。

▋ 水田芥

水田芥（Nasturtium officinale）是食材也是藥草，是種好吃但苦苦的十字花科家族綠色植物，所以它和高麗菜、芝麻葉、花椰菜和綠花椰菜有關。它富含名為硫代配醣體（glucosinolates）的植物性化合物，也就是一種硫化物。這種成分會強化肝臟的過濾能力，也能幫助身體冷卻，幫助消化。希波克拉底描述為刺激劑（stimulant）和祛痰劑。

建議：此藥草在複方中可與其他藥草相輔相成。你也可以加入沙拉裡，是個偷渡苦精的好方法。

▋ 皺葉酸模根

皺葉酸模根（Rumex crispus，中藥材俗稱「大黃」）是著名的血液淨化劑，常用來移除毒素。它能夠刺激膽汁生產、增強肝臟一般排毒功能、改善消化液的流動，有助於分解油膩食物。它也有輕微的利尿效果，有助於沖掉有害物質。它也能減少肝臟和消化系統的發炎症狀。

建議：貧血或精神不振、有慢性疾病或無法攝取足夠蛋白質的患者，我會選擇此藥草。皺葉酸模根有許多天然鐵質，也很容易吸收。

適應原

在你嘗試保肝療程後,下一步就是替身體準備好食用適應原。我推薦適應原(adaptogens)作為整體身心健康的補品(tonic)。使用「補品」來重建平衡與健康是種古老的概念。溫斯頓解釋道:「適應原是用一種相對來說較新穎的方式來描述一種療方,常見於傳統中醫(養氣補品)、非洲巫醫(Manyasi,指混合數種草藥的療法,常用來治療 Chira,一種與愛滋病密切相關的疾病)、藏傳草藥、阿育吠陀(Rasayana,指以藥草為主的回春術),北美印地安人的切羅基藥術。[19]」這些藥草並不會改變人的心靈;相反地,這些療方讓你在有壓力時,保持身體在最佳狀態運作。事實上,這些方法能讓身體從天平一端回到平衡狀態。之所以稱為適應原,是因為它們特殊的適應能力,能夠針對身體的特殊需求來運作。因此,適應原如字面所述能幫你適應環境,讓你能有效處理心理和生理的壓力。

適應原的作用緩慢且微小,但隨著時間演進,他們能夠強化身體對壓力的反應,增進你處理焦慮和疲勞的能力。不過耐心很重要——必須給適應原時間來解開囤積在身體的壓力(想一下龜兔賽跑的故事)。

如前面所解釋的,現代社會裡,我們的身體無時無刻都處在有壓力的狀態。我們的系統與生俱來的「要戰還是要逃」的反應

| **4** 養護肝臟,用適應原幫你活化青春

機制——看見獅子就逃。但是當今生活在城市裡的人卻多數時間都在這個狀態裡。因為都會生活難以避免的影響，我們總是難逃壓力——腎上腺素隨時待命。這就是造成情緒化的原因。

腎上腺對於整體健康來說至為重要，應該處在完美的平衡，才有助於管理情緒。腎上腺製造重要的荷爾蒙，像是與腎上腺素、正腎上腺素共同合作的皮質醇，是來控制對壓力的反應。適應原是一些特殊的藥草，能改善腎上腺系統，應付慢性和急性的壓力。在日常生活中加入適應原，有助於降低腎上系統在人處於壓力產生的傷害。

---------------------------- **何謂腎上腺疲勞？** ----------------------------

就像前陣子的關鍵字「清肝排毒」，「腎上腺疲勞」最近似乎也相當火紅。但這是種消極的症狀嗎？有必要提出來嗎？首席藥草師和講師溫斯特告訴我：「有種情況是腎上腺不足，很少見，也會導致嚴重疾病。但沒有『腎上腺疲勞』這種東西。我認為大家在描述的長時間壓力帶來的負面效果，是在說高皮質醇與腎上腺皮質軸、或者腎上腺髓質失調（SAS，sympathetic-adrenomedullary system，字面上為交感 - 腎上腺系統）。沒錯，藥草可以改善此問題，尤其是適應原和健神經劑（nervines）。[20]」

適應原相關的研究多半都和中國與俄羅斯的運動員有關，因為在這兩個國家，藥草會用來保持選手的健康，提升比賽表現。[21] 研究員會讓運動員面臨身體和情緒上的困境。不過一旦使用了適應原，運動員就能較為迅速復原，並保持健康。

適應原能和保肝藥草完美結合，甚至和第五章討論的舒心藥草混合地更好。有朝一日，你會在保肝藥草、適應原和舒心藥草之間，找到最完美的結合。你可以一天吃個兩三次幫助生活運作得更加順暢。就現階段來說，只要從下面的清單中選個一到三種適應原，或是從大品牌找個最符合你的生活情境的複方。這些藥草不見得需要搭配食物服用。我服用的是滴劑。需要注意的是，人參藥性較刺激，所以一開始少量，再視情況找出最佳劑量。若人參仍太刺激，可以選擇藥性稍微溫和的紅景天。

▋ 北美人參

北美人參（American Ginseng Root，學名 Panax quinquefolius）屬名 Panax 源於希臘文 panacea，意思是「皆能療癒」。北美人參稍屬刺激。對抗生理和心理疲勞很有效。它能幫人找出身體裡隱藏的能量。也用來治療憂鬱症或焦慮症帶來的長期壓力。它能舒緩過勞、放鬆免疫系統和改善失眠。世界各地都有運動員在訓練期間使用，增強體力和精力。學生在讀書時也會食用，因為它有助益保持高度專心和增強記憶力。

建議：我建議需要一劑溫和強心針度過一整天的人食用此藥草。患者可能有些許的高膽固醇、中午便會精神不濟、心神不寧等等。這也是所謂的「冷靜」人參，最適合容易感覺燥熱，或者生氣和情緒上來時會身體發熱的人使用。

▋ 南非醉茄

南非醉茄（Ashwagandha Root，學名 Withania somnifera）又作印度人參，阿育吠陀醫學世代相傳的藥草之一。這種藥草能夠穩定身體系統，通常用來治療焦慮、惡夢、輕微強迫症、失眠和神經衰弱。它能同時刺激與穩定中樞神經系統，創造平衡狀態。它也可以降低皮質醇，減少身體的壓力。

建議：我推薦長時間工作沒時間休息的人使用這個藥草。此藥草也可以幫助大病初癒或容易傷寒的人。南非醉茄能稍微刺激甲狀腺，有助於偏向甲狀腺亢進的人。此藥草也能增加性慾。

▋ 紅參

紅參（Asian Ginseng Root，學名 Panax ginseng）是所有適應原中最具刺激效果的藥草。它能增加大腦的毛細循環（capillary circulation）。對於缺乏精力、感到「筋疲力盡」或過勞的人很有用。傳統上此藥草用來治療憂鬱、疲勞和失眠。由於此藥草有絕佳的「助力」，我不建議晚上六點後食用。

建議：我推薦紅參給疲勞、沒有足夠精力度過一整天的人。此藥草的藥效顯著，讓人表現出色、保持清醒。它的作用不像咖啡因，也不會給人有腎上腺素直升的感覺。我推薦給認為自己常「感覺混沌」的人。

▊ 冬蟲夏草

冬蟲夏草（Cordyceps Fungus，學名 Cordyceps sinensis）是效果顯著的多功能藥用菌類，用途極廣。事實上，中醫師使用此藥草的歷史已超過兩千年。感知退化和癡呆的風險隨著年紀增加，但研究指出冬蟲夏草能幫助大腦，在結構和功能上都能隨著年紀健康變老。據信冬蟲夏草也能增進運動表現。

建議：我推薦冬蟲夏草給工作太過操勞、沒時間留給自己的人食用。用來緩解長時間的壓力、疲勞、容易感冒或流感，以及從事高強度運動訓練的人。它也可以增進性慾。

▊ 刺五加

刺五加（Eleuthero Root，又稱西伯利亞參 Siberian Ginseng，學名 Eleutherococcus senticosus）能夠平衡大腦化學物質像是血清素、正腎上腺素、多巴胺、腎上腺素。由於它能影響這些決定心情的大腦化學物質，使之成為天然的情緒穩定劑。德國藥草管理委員會（Commission E，第 85 頁會更進一步說明德國藥草管理委

員會）認可刺五加的排毒效果，適用於疲累和虛弱、工作力或專注力下降、以及大病初癒後的療養。它還能改善運動表現和加強肌肉強度。按時服用能增減免疫系統，降低皮質醇（壓力），改善認知和生理表現。

建議：推薦刺五加給蠟燭兩頭燒的人。他們通常承受過多壓力，營養攝取不足卻吃太多，睡眠或運動不足，通常有黑眼圈。

▌聖羅勒

聖羅勒（Holy Basil 或 Tulsi，學名 Ocimum tenuiflorum, O. sanctum Sanskrit, O. gratissumum）在印度是有名的「防老聖品」。它是薄荷家族裡的溫和植物。歷史公認此藥草有益身心和靈魂。據信聖羅勒能夠降低壓力荷爾蒙。

建議：我推薦聖羅勒給有輕微憂鬱和憂傷傾向的人。它的藥效緩慢，但能幫助女性打擊疲勞和壓力，增強免疫系統，管理血糖、血壓和荷爾蒙，讓人覺得身心更加平衡。

▌紅景天

紅景天（Rhodiola Root，學名 Rhodiola rosea）是種溫和的藥草，能夠增進記憶力，改善輕微憂鬱，修復認知功能、疲勞和虛弱。它也常用作免疫補劑。紅景天公認能影響主要大腦化學物質像是血清素、正腎上腺素和 β-內啡肽，進而增加身體對壓力的

忍受度。它能加強神經系統的修復因子。雖然它藥性緩慢，但療癒效果卻是深遠且長久。

建議：我推薦此草藥給過勞、感覺缺乏精力或是輕微憂鬱的人。它能減少心理和生理的疲勞，增加身體能量。但是，有焦慮、急躁或躁鬱症狀應避免使用此草藥。

▍五味子

五味子（Schisandra Berries/Seeds，學名 Schisandra chinensis）顧名思義就是五種味道的果子。酸甜苦鹹辛全都在一起。通常不直接食用果實，而是用在藥裡。此藥草稍具刺激性，但同時能讓心理產生平靜和專注狀態。它能用來延緩衰老、增強精力、打擊疲勞和增進性慾。它能降低血液的皮質醇，有效對付壓力。五味子也能精進專注力、減少心理疲勞、提高工作效率和品質。它能提高你應付生理和心理壓力的能力。同時改善抵抗力、精力、生理表現和耐力。五味子在女性之間很受歡迎，因為它能讓肌膚柔軟滑順，美麗有光澤。中國千年傳統的食用就是為了這個目的。據信它能平衡肌膚中的液體。[22]

建議：我推薦此藥草給感覺平衡穩定但希望增進整體身心靈健康的女人。它能溫和地幫助身體達成平衡。五味子對身體很好，這個具療癒效果的果子時常在我的排行榜首。它藥性不強，卻是幽微而有效。

當你開始實行養護肝臟和食用適應原，就是讓身體準備好重頭戲了──為了達到理想情緒，我想推薦你嘗試的藥草。全在接下來的章節裡。跟上來吧！

5

拯救情緒的藥草

> 療癒的藝術並非出於醫師，而是師法自然。因此醫生
> 必須帶著開放的心，從自然出發。
>
> ——中世紀醫師帕拉塞瑟斯（Paracelsus）

當你坐在情緒的雲霄飛車上時，「別崩潰」和「盡你所能」這類保守的話，對你自己或家人都沒什麼幫助。這時候你需要的是能夠幫忙處理情緒的工具，而這就是草本藥物加入的時候。古代的醫師都知道，如果讓自己沉浸在負面狀態太久，到最後身體就會失去健康，沒人想要走上那條下坡路。

此時就是藥草加入的時候了。藥草能幫你建立情緒免疫系統。讓你平靜，恢復平衡；修復受傷和躁動的神經；有助於珍惜生命中的快樂。藥草帶著你清楚看見該做些什麼來療癒自己。在

憂傷低潮來臨之前，你都可以安全的使用藥草。使用合乎自己情緒、性格和需求的藥草療法，每天呵護自己，加上時刻回歸自己（self-awareness），你就能讓自己脫離嚇人的情緒旅程。

這個章節裡，我會帶領你了解藥草的功能和使用時機，讓你找出自己的日常和特殊情況使用的藥草療法。我列出哪些最有平靜效果、哪些在減輕壓力上最有幫助、哪些在荷爾蒙週期的情緒化女人身上最有用等等。這些工具都給是送自己，以及我能送給患者的最好的禮物。

如何安全、漸進而專業地使用藥草

當今有許多醫師、藥草師和藥劑師都很依賴德國藥草管理委員會，因為他們對藥草的深入研究以及活動。此委員會建制了常用藥草的資料庫：《藥典》（*The Monographs*，暫譯），由德國藥草管理委員會在 1983 年到 1993 年間出版，頗富權威，記載超過三百種藥草和藥草複方的用途和副作用——也就是所謂草本醫學（phytomedicines，字面意思是植物醫學）。此成果是根據嚴格的科學調查，為了確保其客觀性，委員會的工作完全由德國政府資助。《藥典》享譽國際，藥草師、藥劑師和醫學院醫師都在使用。

除此之外，現今世界各地的科學研究也變得愈來愈容易取

得。在美國，你可以從隸屬衛生及公共服務部（Department of Health and Human Services）的國家輔助與整體健康中心（National Center for Complementary and Integrative Health，簡寫NCCIH），找到最新研究的摘要。這個部門的官網上有個頁面「Herbs at a Glance」，可以找到植物的描述和相關研究[1]。

很多人擔心藥草相關藥物的生產和販售並未受美國食品藥品監督管理局管束。不過可以不必擔心。食管局淺顯易懂的規範，管理了藥草的交易和加工、實驗標準、紀錄程序、標籤和廣告等等行為。

我推薦的廠牌生產線都有食管局人員視察，確保規定落實，生產出來的藥草產品安全無虞。隨著時代進步，愈來愈多藥草的雙盲研究實驗，檢測藥草之於人類身心的效果。多數藥草師都在自己的領域裡非常專精，同時也大大仰賴東西方古老藥草治療師的寫作。如今我們知道，歷史上藥草醫學對身體所知的正面效果，都能從多數研究獲得證實。

不過，探討藥草療方的雙盲臨床研究數量，比起製藥世界還是微乎其微。我的導師溫斯特解釋道：「美國的醫學和藥劑研究通常由藥廠資助。這種實驗通常極為昂貴，很少藥草公司有這種資源來贊助這樣的研究。再來，雖然不無可能，但取得藥草產品的專利很困難，所以對藥廠來說沒什麼研究動機，因為不可能拿回投資。所以藥草使用上的臨床實驗在美國非常少。」[2]

不少國家政府卻是贊助類似的研究。探索草藥對人體疾病的功效，在中國、印度、日本、南韓、台灣、伊朗都有臨床實驗在進行。不只如此，法國、德國、義大利和瑞典，都有大型藥草藥廠自主進行藥草產品的研究，並採用臨床實驗。

開始之前你要知道的關鍵

在一股腦開始之前，關於如何取得及使用藥草，有幾個常見的問題。

我需要找個藥草師嗎？

如果我家附近沒有藥草師呢？

最好是找一位執業藥草師跟你一起探索藥草之旅。本書裡我會分別討論各種藥草，所以你能夠大概了解每種藥草對情緒的作用。不過，我還是會建議信賴專家。藥草可以分開食用，也可以合併食用來符合你的需求，畢竟焦慮、難過、易怒和沒有性慾可以同時發生！正如知名藥草師楊斯（David Yance）所說：「藥草師最常使用的是各種藥草配方組成的複方，而不是單一藥草──他們認為藥草能夠彼此協調輔助，幫助彼此，就像厲害的爵士樂團一樣。[3]」專家通常會混合三到七種藥草。溫斯特藥草師這麼解釋原因：「我們治療的是有著複雜問題的複雜人類，要達到目的，通常需要複雜的配方。[4]」跟藥草師合作，他能仔細聆聽你的

問題，針對你面對的挑戰，對症下藥找出配方。

------------------------------ **試試看這七種緩解配方** ------------------------------

焦慮、壓力：過長沙（bacopa）、燕麥萃取（fresh milky oats；指開花後、種子成為一般的燕麥之前，擠壓燕麥尖端會分泌白色汁液的約一週的時期，市面可見營養液或茶葉）、美黃芩。

傷心、憂鬱：聖羅勒、合歡皮（mimosa bark）、益母草、聖約翰草（Saint-John's-wort）。

生悶氣、暴走：洋甘菊、纈草（Valerian）、益母草、美黃芩。

腦袋不清：刺五加、迷迭香、五味子、過長沙。

過勞、疲勞：紅景天、燕麥萃取、南非醉茄。

失眠：花菱草（California poppy）、檸檬香蜂草（lemon balm）、洋菩提（linden）、西番蓮（passion flower）。

無性慾：達米阿那（damiana）、南非醉茄、玫瑰、細花含羞草。

這代表多數藥草師會花個一到三小時來了解你。舉凡童年

往事、重大疾病、營養狀況、用藥情形、運動規律、家庭背景都算。藥草師對於你的優缺點和生活型態了解得愈多,就愈能選擇最適合你的藥草,針對身體狀況、人格特質和醫藥問題對症下藥。藥草師會努力找出讓你能輕鬆實行的療程。

上面說的藥草,多數人都能安全食用。只要食用適當劑量(見頁 91),都可以盡情實驗。但如果你對自行實驗有疑慮,可以上網搜尋適合你、合格的藥草師。公會的藥草師都有至少十年的經驗,也要有超過一千名患者才有資格申請,還必須通過一連串考試才能加入公會。多數公會藥草師都很瞭解疾病、藥品以及跟藥草的搭配。公會認證的藥草師有助於對症下藥。

如果沒有執業藥草師,只要有細心和耐心,還是可能找到一種藥草或是找到屬於自己的複方來幫助你平衡身心。如果你之前就已經試過藥草療程,那麼一旦了解各種藥草的特性,你就更能針對個人需求,配出適合自己的混合藥草。若你已有經驗,說不定手上早有過去成功療程常用的藥草了。

去哪裡找這些藥草?有推薦的品牌嗎?

你可以在自己花園或窗台上種些藥草。你也可以跟聲名好的公司大量買。你可以泡茶,或是想要藥效強烈一點浸泡久一點也可以。這種形式的藥草非常有效,但在工業化國家,以及不熟悉種植藥草的人,我建議在當地的有機超市或線上購買。

值得信賴、安全可靠的藥草和滴劑公司，我的推薦如下：Herbalist and Alchemist, Herb Pharm, Herbs Etc., Herbs of Light, Standard Process, Mountain Rose Herbs, Healing Spirit Farm, Woodland Essence, WishGarden Herbs, Frontier Co-op, Urban Moonshine, Gaia, and Eclectic Herbs（聯絡訊息請見參考資料）。現在每天都有值得信賴的新公司成立，建議先打電話確認有合格藥草師監管原料購買即可。

要怎麼食用藥草？

雖然有很多藥草做成藥丸或膠囊形式，但我認為除了少數藥草以外，滴劑是個不錯的方式。滴劑是植物的液態產物，將該植物浸漬在穀物酒精或甘油（glycerite）六到八週，萃取植物中的具療效的成分。滴劑可隨身攜帶，也很容易使用。如果沒找到專業藥草師，最好的方法就是買現成的滴劑。如果你找到了藥草師，流程會始於藥草師準確地找出欲使用的藥草。植物的根部、葉子、莖、花、種子、甚至整棵植物都能夠使用。藥草師可能使用全部，也可能只使用一部分。藥草師通常偏好新鮮的植物，但有些藥草曬乾後在滴劑中的效果更好。六到八週後，過濾該液體，丟棄萃取後的藥材，就得到滴劑了。接著裝進深色的玻璃瓶裡，蓋上玻璃滴管，妥善標籤後即完成。

我應該吃多少劑量？要怎麼自行決定？

大人的一半劑量是滴劑 25 滴配 1 盎司的水或果汁（1oz=28cc），一天兩到三次。有些人需要更多劑量（45 到 65 滴），但有些人只需要一點點就能感覺到藥草的效果。如果不確定要吃多少，先少量開始，接著逐漸增加直到感覺不再焦慮、急躁或情緒化。除非藥劑師或醫護專員另有建議，否則一般劑量是每天兩到三次。

不論有沒有專業藥草師的協助，多數人在食用後的二十分鐘內就會感覺到平靜的效果。但是要得到長期完整的效果，最好是繼續規律使用三到六週。我通常告訴患者六週後回診。這樣更能有效判斷藥草的效果。

------------------------------ **兒童劑量** ------------------------------

把成人的藥草劑量降低到兒童的「食用單位」，並不能保證是精確的用量。若成人的劑量是兩管滴劑的話（60 滴），下面則是兒童的建議劑量。記 得用一點果汁或甜味飲料稀釋藥草。

年紀	劑量
不滿 3 個月	2 滴
3 到 6 個月	3 滴

6 到 9 個月	4 滴
9 到 12 個月	5 滴
12 到 18 個月	7 滴
18 到 24 個月	8 滴
2 到 3 歲	10 滴
3 到 4 歲	12 滴
4 到 6 歲	15 滴 [5]

有些精華滴劑並不適合兒童。請尋求藥草師的建議。就像照
顧自己的健康一樣，請務必諮詢兒童的醫護人員是否有不適合的
情形。

理想情緒藥草

現在你進入了藥草的世界，一起來看看藥草是如何幫助我
的患者控制心情，以及這些藥草能如何幫助你。下面多數藥草都
屬於健神經劑的範疇，能夠養護並滋養神經系統。它們能用來緩
解緊繃的肌肉和抽筋感、思緒不清、失眠、恐懼、焦慮和憤怒。
按時使用，不僅能放鬆肉體，還能重建和呵護健康的神經功能。
我也會討論這些藥草諸多療效，如抗憂鬱、放鬆、抗焦慮（消懼

劑）和適應原功能。下面以英文名字母順序排列：

█ 過長沙

　　過長沙（Bacopa，學名 Brahmi monnier）是傳統的阿育吠陀（印度）醫學藥草，用來補充精力和集中力，消除腦中雜緒與轉換心情。此藥草是適應原，也是消懼劑（抗焦慮的物質）。根據密西根大學醫學院研究它能支援某些神經傳導物質像是血清素和乙醯膽鹼的功能。

　　奧莉薇亞最近剛退休，意識到自己接下來的日子裡會有很多空閒時間。她發現自己躺在床上太久。雖然有時間能夠讀點書，但她承認自己對於未來感到焦慮。奧莉薇亞還是很有精神，但卻不知道該用在哪裡。她覺得視力日漸退化，去看過眼科，醫生說原因是老化。

　　過長沙有名之處，在於能夠幫助覺得自己視覺衰弱的人，她來找我時，這個藥草立刻浮現在我腦海。它也同時是神經解毒劑，用來強化活力和壽命。奧莉薇亞還很年輕，放棄生產力太可惜了，所以我覺得她會喜歡這種藥草。我們又花了一小時討論她能做的志工活動，她的眼神亮了起來。在這之前她的生活非常忙碌：工作、教養小孩、整理房子，根本沒時間無聊，也沒什麼機會擔任志工。「太好的主意了！」她說。我建議她使用過長沙，一天三次，一個月後再來回診。

回診那天，奧莉薇亞帶著歡喜說：「必須承認我很驚訝，我的視力好像變得比較清晰、比較好了。還有啊，我每週會在流浪漢之家煮兩頓早餐，在地方圖書館說故事給小朋友聽，還加入了教堂合唱團（我聲音不怎麼樣，他們還是收我了）。還跟私人教練一週一次練習健身。我還在上陶藝課。對了，我根本沒時間焦慮了。焦慮跟我的忙碌行程不合。」我得說是自己天才的建議幫助奧莉薇亞建立了全新有趣的生活，當然也得給過長沙這個絕佳藥草一點小小的鼓勵！

▌藍馬鞭草

藍馬鞭草（Blue vervain，學名 Verbena hastata）這個抗焦慮藥草能在副交感神經系統運作，常用來治療焦慮症、神經緊繃、失眠、焦慮、易怒和精神不振。藍馬鞭草不僅是情緒強心針，能幫助憂鬱症，也常用作修復和復健的藥草。

潔琪是教育講師，授課對象有老師、校委和家長。她很有自信、做事穩健、也很能言善道。她之前就已經因為不同的原因來找過我，但有一天早上卻慌慌張張打來：「我不知道怎麼回事，」她哭著說，「早上醒來我好像又焦慮症發作了！」她說這兩個禮拜以來，她會莫名其妙地焦慮起來，全身冒冷汗，覺得想吐。她打給我的時候正要去演講，她沒有搭火車，改搭計程車，害怕自己沒辦法承受人群。她也沒喝咖啡，擔心咖啡因會讓她更

焦躁。她不知自己是如何撐過了整場演講。

　　之後她回電給我，我建議她去看醫生，確定不是生理因素造成那些症狀。她跟我約了隔天早上的門診。她抵達時，明顯地全身都在發抖。她的生活壓力很大，但卻沒有這樣驚慌過！我們花了兩個小時討論找回冷靜的方法。我們一起檢視她的飲食、睡眠、運動——一些日常習慣。她才發現自己沒有照顧自己，想要凡事都攬在自己肩上。我提醒她一個大家都知道的例子：在飛機上，你要先戴好氧氣罩才能幫別人戴。她笑著同意。但找出原因並不代表身體就能立即康復。

　　我建議潔琪食用藍馬鞭草，一天三次來消除緊繃，同時著手改變生活方式。當她能漸漸管理焦慮並且逐步改變生活後，就可以減少劑量到一天兩次，然後一天一次。兩個月後她就不必再吃，只有在焦慮開始形成時才使用。

　　藍馬鞭草是我最喜歡用來治療焦慮的藥草之一，潔琪馬上就會知道療效了。此藥草用在緊急時刻，不過一旦患者知道自己的焦慮來源，櫥櫃裡就會有個特別的位置儲藏藍馬鞭草，她知道需要時，自己有自信能在哪裡找到。

▌ 花菱草

　　花菱草（California poppy，學名 Eschscholzia californica）這種鎮定劑般的藥草是罌粟家族的一員，也和鴉片罌粟有些許關係。

它特別常用來緩解失眠，但也能舒緩焦慮和神經緊繃。

亞卓安是個工作狂，而且她也喜歡這樣的自己。她是一間大公司的 CEO，手上總是有二十幾個工作，還全世界到處飛。她很聰明、幹練也很有能力。她之前就因為慢性鼻竇炎來找過我，在那之前她試過無數抗生素，週而復始都無法根除這問題。她認為身為成功的事業家，手上老是握著一張面紙有失禮儀，所以她開始尋求其他方法，我的方法奏效了。

但有一天，亞卓安從歐洲打來，滿是絕望。她睡不著。老實說，她已經連續失眠四天了。去當地門診得到的是一張安眠藥處方籤。安眠藥卻讓她隔天早上相當嗜睡，相比之下，晚上失眠還好一點。她一下飛機就直接來門診。我們一起檢視她的生活。她透露她本來打算跟男朋友結婚，但是不知為什麼（至少她不知道），對方取消了婚約。她覺得丟臉、心碎、無所適從，不知道該怎麼辦，躺在床上輾轉反側好幾個小時。

身為藥草師，我無法解決替她解決前任的問題，但我們談到學習深呼吸，刻畫未來老公的理想樣貌。我們也討論了前任未婚夫，並檢視這段關係無法成功的原因。不過我仍舊不是心理醫生。我只是名藥草師，所以我尋求藥草的協助。亞卓安非常適合花菱草。我不建議她為了幫助睡眠而在睡前使用。她應該在睡前三小時吃一次，然後睡前一小時再吃一次。因為此藥草會緩緩地滲進身體系統。現在呢，亞卓安找到了花菱草這個新朋友。花了

整整兩週恢復正常的睡眠作息，但花菱草成了她鼻炎藥草罐旁的必備藥草。

▌ 洋甘菊

洋甘菊（Chamomile，學名 Matricaria recutita 或 Chamaemelum nobile）這個屬於健神經劑的藥草，能以非常溫和、幽微卻有效的方式緩解焦慮和壓力。對於焦慮症發作、肌肉扭傷、失眠也很有幫助。洋甘菊在醫藥上的使用已有千年歷史，可追溯至古埃及、羅馬和希臘。但豚草（ragweed）過敏患者應小心使用。

琳達走進門診大門時，對藥草有點心存懷疑，但她的朋友都來找過我，她不想要被排擠在外。她的整體健康很好，也沒有極度焦慮的困擾，除了講到她母親的事情以外，因為她現在住在養護中心。她母親寶拉非常獨立自主，也如此教養琳達。但是當寶拉的健康衰退，自主能力受限，琳達認為有必要把她安置在安全的生活環境。每次琳達要回家時，寶拉都會很驚慌。她沒有吃藥，連吃顆抗憂鬱的藥丸都相當抗拒，要求她冷靜下來反而讓她更緊張。

我問琳達有沒有試過洋甘菊茶。她喝過但只是當作一種簡單的飲料，一杯水和一個茶包，就像一般人喝的方式。我建議她提高劑量，每天下午跟寶拉來個洋甘菊茶時間，飲用藥草強度的分量：四個茶包配一杯水。我也建議她每杯茶裡加入一滴管的洋甘

菊滴劑，讓茶的效果更強。這方法的濃度跟強度更高。

　　結果太有效了！「我本來只是照你的方法替我媽泡茶，不是真的給我自己喝的，」琳達告訴我，「我陪她一起喝，這樣她才不會自己一個人喝茶。我媽真的很喜歡，也說讓她感覺好多了。她問我可不可以一天喝兩次！但最讓我驚訝的是這個茶在我身上的效果。以前看完我媽離開時都很痛苦，但跟她一起喝完茶後，我覺得平靜多了，她也是。」回診後，她還分享了她本來有的生理困擾，接著說：「如果洋甘菊能改善我的神經問題，我開始相信朋友說個不停的這個『藥草玩意』了！」

▌聖潔莓

　　聖潔莓（Chasteberry，學名 Vitex agnus-castus）用作荷爾蒙平衡劑，調節緊張、暴躁易怒和性慾低落。特別有助改善經前焦慮和調整經期。

　　泰勒敲了我的診間大門。當保母的她受孩子母親的委託，來替孩子拿草藥。我真是太失禮了！我抓著這個年輕女孩的手，拉著她進門診間說：「你長得這麼漂亮，怎麼會有這麼可怕的痘痘。」我的直白大大冒犯了她。如果眼神是飛刀，她當場就殺死我了！顯然這是個敏感的話題，她恨透我竟然有膽提出來。

　　但我很堅持。我知道自己幫的上忙，所以我問泰勒她做過些什麼來幫助皮膚。「我試過 A 酸，」她告訴我，「也去找過皮膚

科醫師，但什麼都沒用。」我問起她的月經週期。從她的表情，我看得出來她很驚訝，我一個陌生人怎麼有資格來問這麼私密的問題，但她還是回答我了。她的經期果然非常混亂，沒有什麼規律。她可以好幾個月都沒有月經。可能會經痛、胸部腫脹、滿臉痘痘，但就是沒有出血。她也試過吃避孕藥，但吃了想吐。她決定跟可怕的痘痘和平共處。話雖如此，我卻打亂了她的決心。

我再度堅持下去。我用放大鏡仔細看過她的皮膚後問：「你試過藥草嗎？說不定你現在需要的就是這個。」

我推薦泰勒一位用自然療法做臉的朋友，然後開給她聖潔莓處方。不到十二週，她的皮膚就有了明顯的改善。而且還帶來了快樂的副作用：她的經期變規律了，心情也好了許多，這卻是她始料未及的。她並沒意識到，肌膚問題和不規律的經期影響了她的情緒。她來拿藥時滿臉笑容。「我更能掌控自己的情緒轉換，」她告訴我，「真的很棒，我也能夠預測經期，皮膚的狀況明顯改善，我也比較有信心了。」

如果你的經期不規律，聖潔莓是非常好的藥草。如果你預期月經要來了，但它卻遲到了，通常就會伴隨著極端的情緒化。在那段「等候時間」，你就會覺得很煩躁易怒。

█ 達米阿那

達米阿那（Damiana，學名 Turnera diffusa）適合憂鬱、焦

慮、易怒、難過和性慾極少的女性作為健神經劑使用。

珍娜聽人介紹來找我，因為生完第二個小孩後感到「壓力很大」。她認為自己是世界上唯一因為家裡有兩個小孩而感到壓力的母親。我先肯定她的情緒很正常也很常見。我們討論了一些處理睡眠不足和生理壓力的方法。我建議她找個人幫忙，說不定每週上一次輕鬆的運動課程，跟老公偶爾出去約個會。這時她的眼淚嘩啦嘩啦流下來。

「怎麼了？」我問她，十分擔心，「你先生生病了嗎？」

「不是，」她哭哭啼啼地說，「是我的問題。我感覺不到性慾了。兩個小孩、一堆碗盤、衣服要洗、煮晚餐加上餐後的清潔，我根本沒有想要親密關係的慾望。」我微笑再三向她保證，有這些感覺的她並不孤單。我告訴她，「很多女人在照顧孩子的那幾年都會覺得自己失去了『性感的那面』了。」她問我有什麼是可以試的，我就分享了這個好消息！「有種叫達米阿那的藥草能夠幫助女人找回『失去』的慾望。這不是什麼神奇的藥丸，能夠把你變成狐狸精般妖媚，但一天三次，加上清潔人員的幫忙，到了下個月，你跟先生就會覺得非常性福。」

兩個月後的回診，珍娜走進來，坐下來，漾著溫柔的笑容，小聲地說：「雖然我還沒變回完美的性伴侶，不過老公想要謝謝你把他老婆找回來了。」

達米阿那不是春藥，不過它的確是公認的性慾藥草，能夠刺

激腸道，把空氣帶進性器官附近。它也能增加精力，這跟性慾和慾望息息相關。對女性來說，它也有助於恢復達到高潮的能力。它需要連續數週才會見效，不像威而鋼那樣是幾小時內的事情，所以要有耐心。歷史上，達米阿那也用在舒緩焦慮和緊張、輕微憂鬱。對於老是覺得疲憊和過勞的人很有用。

▋ 刺五加

刺五加是適應原也是健神經劑，適合感覺過勞、暴躁、生氣、低性慾和疲憊的女性。

萊絲莉是律師，典型的 A 型性格，有個剛出生的寶寶，母乳哺育不是很成功。產後兩個多禮拜，她想要在家裡的辦公室，保持同樣的高效率工作。但寶寶在哭，她睡不好也吃不好。她走進門診大門時，隨時都要精神崩潰的樣子。哺育母乳對她的第一個孩子來說完全沒有問題，所以她預期第二個孩子也不會有問題，就回去上班了。但每個嬰兒都無法預測，也都非常不同。萊絲莉沒辦法處理這件事。她覺得自己累壞了——若要養護新生兒，這可不是個健康的狀態。

我請她坐下來，遞給她一杯熱茶，拿出小型背部按摩墊，告訴她我們必須替她找出不會累癱的方法。首先，她必須慢下腳步。我教導她吃非加工食品的重要性，鼓勵她打電話跟公司說她需要六到八週的產後育嬰假，教她二寶需要用不同於大寶的方式

來哺餵母乳。我也介紹了刺五加給她。它做了何其大的改變啊。六週後萊絲莉回診，她變回我認識的成熟冷靜媽媽了。

刺五加適合蠟燭兩頭燒的人。它也是適應原藥草家族成員，能夠療癒全身（見 80 頁）。刺五加特別能幫助工作過頭的 A 型性格。此藥草還能幫助你平衡腎上腺，替神經系統注入踏實的新血。使用一週後就能見效，但建議至少使用三到六個月，可能的話一年最好。刺五加也是健神經劑（這類藥草特別能夠養護神經系統和平靜神經），能改善睡眠品質。它也能幫助慢性疲勞症狀和腎上腺疲勞的人。增加耐力、精神和加速復原能力。運動員和產後婦女都能從此藥草獲得好處。

-------------------------- **藥草花朵的顏色？** --------------------------

愛因斯坦曾說：「人類所知的還不到大自然的千分之一。」這麼說對嗎？舉例來說，我們知道顏色能夠大大影響心情。在第十一章裡，我會討論這樣的關係怎麼影響你選擇衣服或房子油漆等等。但藥草花朵的顏色呢？它們會影響我們的心情嗎？舉例來說，白色花朵跟藍色花朵的藥草效果不一樣嗎？卡瓦卡瓦、刺五加、過長沙、檸檬香蜂草的花朵都是白色，都能用來平復系統，只是方式不同。這些植物的功用之所以相似，是因為都有白色花朵嗎？我們知道花朵的顏色是為了吸引鳥類、蜜蜂等授粉生物。

植物學家和化學家研究過藥草裡的化學成分，但是就我所知，沒有人研究過花朵顏色，以及顏色是否能增加藥草效果。

我詢問了許多知名藥草師的意見。他們都認為這是個有趣的問題，值得好好研究。伍德（Matthew Wood）著有《大地藥草寶庫》（*The Earthwise Herbal Repertory*，暫譯），他告訴我：「花朵的顏色想必影響了藥草對我們身心的作用，但就我所知沒有研究涉及這個領域。關於顏色的影響倒是有不少研究。我注意到紅花對發燒有效，藍花能舒緩抽筋，紫花能放鬆神經（迷迭香、薰衣草、美國薄荷），酒紅色能補血——就是脊髓和肝臟的顏色。橘花和黃花則能提振精神。較為柔性清淡的顏色（粉紅色、粉藍色）可能是最具有放鬆效果的花朵，因為那些顏色跟小嬰兒有關！」[6]

藥草師蒙哥馬利（Pam Montgomery）著有《植物性靈治療》（*Plant Spirit Healing*，暫譯），他告訴我：「我們都知道，人類能看見顏色是根據振動能量的不同，而每個人也有不同的振動頻率。」我們或許無法感受眼見顏色的振動，食用時或許感受不到振動能量，但不代表顏色無法影響我們。蒙哥馬利補充自己的論點：「我相信在植物之間，顏色常對應脈輪（chakras）的顏色。」[7]所以替人選擇藥草時，她會看看植物的顏色，以及需要幫助的脈輪，找出相對應的藥草。

下面是我推薦的藥草花朵顏色，出於好玩參考一下！

過長沙：白色

藍馬鞭草：藍色、紫色

花菱草：橘色

洋甘菊：黃色

聖潔莓：紫色、白色

達米阿那：黃色

刺五加：白色

燕麥萃取：白色乳汁

聖羅勒：粉紅色

薰衣草：紫色

檸檬香蜂草：白色

洋菩提：黃色

細花含羞草：粉紅色調

益母草：粉紅色

西番蓮：紫色、粉紅色、藍色

玫瑰：粉紅色、紅色

迷迭香：紫色

聖約翰草：黃色；壓搗後變紅色

美黃芩：紫色

纈草：粉紅色、白色、紅色

刺毛萵苣：黃色

█ 燕麥萃取

燕麥萃取（fresh milky oats，學名 Avena sativa、Avena fatua）此藥草為健神經劑，適合過勞、悲慟、易怒、神經躁動和疲憊的女性使用。

梅麗莎每次來門診，講什麼哭什麼，但她只是想要把事情做好。她的寶寶開心，她會哭；寶寶不開心，她也會哭。她就像是個好不了的傷口。什麼事情，好的壞的，都會刺激她流淚。她晚上會怕得不敢睡覺，她覺得自己有義務看著寶寶。她的神經完全

被擊潰，她高度敏感，過度保護。但這樣的行為不但沒有幫助到她和寶寶，還破壞了一切。她隨時都要崩潰。

賽馬在比賽前會吃燕麥，因為燕麥能讓中樞神經系統冷靜下來，還能重振能量。這點也適用在人類身上。所以，首先我們在她的療程中加入燕麥萃取（這些是燕麥的種子，不是燕麥粥），一週兩次帶著寶寶去公園散步。燕麥萃取對於感覺焦慮和憂鬱的女性很有幫助。這種人可能有失眠、偏頭痛、情緒過度敏感卻會突然暴怒等等困擾。容易因為小事就落淚。如果生活中有潛在壓力，燕麥是種相當棒的藥草；它能撫平躁動的神經。此藥草最好是長時間使用。雖然不會馬上感覺到功效，但別擔心，它會持續作用。把燕麥萃取當作是中樞神經系統的 OK 繃。最好能搭配其他藥草食用。

梅麗莎的複方是以燕麥萃取為基底藥草。她有時候會結合益母草或美黃岑。一個月後，她來回診。「我不再什麼都哭了，」她告訴我，「我的反應也比較冷靜了。」

她很快樂，也喜歡能夠用藥草控制自己。她還很高興自己開始減掉懷孕時增加的體重——散步意外帶來的驚喜成果。

▌聖羅勒

聖羅勒此藥草是適應原也是健神經劑，適合憂鬱、憤怒、易怒、悲慟、傷心和覺得自己停滯不前的女人使用。

瑪莎生了十個孩子！她之前就因為四個最小的孩子，面臨不同的哺乳問題，以及長期的陰道感染來找過我。她是個成熟女性、五十出頭的老師，卻被學校每年兩次的親師會搞得相當疲憊。她對於自己的身體燥熱覺得很不好意思，也擔心偶爾腦筋空白會害自己叫不出學生的名字。

　　她打電話給我，非常絕望地說：「我已經看過五個醫生了！我要瘋了！我不知道該怎麼辦了。」

　　瑪莎的醫療長征始於月經週期日漸混亂。可能會來個十天，停個八天，接著又來了十五天。有時候流量很多，有時候又很少。她帶著這些問題去找了家庭醫師。醫師給她避孕藥來調節週期，但忽然就開始嚴重頭痛。婦產科醫師轉診給神經科醫師，他給了她強效偏頭痛藥物。會診時，她說：「我覺得很不舒服，整個情況讓我很憂鬱。」所以神經科醫師又轉給心理醫師，後者讓她服用處理精神疾病和抗憂鬱的藥物。她與心理醫師問診期間，她提到了忽冷忽熱和暈眩的情形。醫生便又將她轉診回家庭醫師，後者開給她內耳問題的處方箋，來處理她的暈眩問題。

　　如果這故事不是真的就會滿好笑的……但對於瑪莎來說卻是非常難受。她在我的門診裡哭了起來。「我之前都沒有吃過藥，」她一面說，一面在桌上攤開五瓶藥丸。「我是怎麼了？」

　　我從書架上拿出一本翻舊了的書本，找到一段關於停經症候群的文章，遞給瑪莎閱讀。幾分鐘後，她又哭又笑起來。「我有

這上面停經女人會有的所有症狀，」她大聲說。她看過的所有醫生都說她有病。她沒有病。她只是處於正常的荷爾蒙轉換期，而且是個艱難的轉換。瑪莎了解自己不是世界上唯一需要經歷這些事情的女人後，我們開始談論可以使用哪些藥草來帶領她優雅邁向更年期。她非常期待。

我推薦的其中一種藥草就是聖羅勒。因為瑪莎一開始提過腦筋空白這問題，我知道聖羅勒能提振大腦循環，可以幫助到她。如此一來，還能夠改善記憶力和專注力。它還是抗壓力藥草，能防止產生過多的腎上腺素和皮質醇。聖羅勒是天然百憂解，能夠增加血清素和多巴胺。她把聖羅勒搭配其他藥草使用。

了解自己的身體反應很正常之後，大大減少了瑪莎的焦慮，這已經治療了百分之五十。給她藥草則讓她能夠控制自己。藥草舒緩了燥熱的情形，也調節了出血的狀況。我建議了其他療法來處理偏頭痛，確保她在頭痛時就使用，而不是等到痛到無法控制才來處理。由於她的情況漸漸改善，與家庭醫生討論後，她便停止服用其他藥物。她很高興藥草能夠「牽著她」，在她經歷正常的停經症候群時，帶領她走向更年期。

▌卡瓦卡瓦

卡瓦卡瓦（kava kava，學名 Piper methysticum）此藥草為健神經劑和鎮靜劑，適合肌肉疼痛、睡眠障礙和暴躁的女人使用。

瓊恩是個勤奮的駐院醫師，凡事都全力以赴。除了持續訓練之外，她還是妻子，以及一名年幼孩子的母親。她很幸運有支持她的丈夫、母親和婆婆，全都幫忙帶小孩，幫忙讓家務運作順暢。但她在急診室工作的時間太長。每次三十六小時值班後，好不容易回到家，她會盡量扮演好用心的媽媽和充滿愛意的妻子，但還是太困難了。她爬上床，明知自己極度需要睡眠，但體內的緊繃感卻不讓她睡著。她會翻來覆去。長時間站立和彎腰檢視病人，讓她的肌肉打結。她的心裡也像龍捲風肆虐過後，回想著看過的病人，想到當時做出的錯誤決定，回想那些成功的病例，一步一步追溯，到最後她開始訓斥自己。這樣的情形可以持續好幾個小時。所以鬧鐘響起時，瓊恩根本沒有重生的感覺。好幾個月過去了，她變得愈來愈疲憊。她說完自己的事情後，我就知道她需要卡瓦卡瓦。

　　卡瓦卡瓦（也稱卡瓦）長久以來被當成是溫和的肌肉鬆弛劑。它能減緩緊繃，一掃心中的壓力。太平洋的玻里尼西亞群島上已有使用百年的歷史，是儀式用的飲品，幫助人們減輕一整天的壓力。此藥草不是媒體聲稱的那種魔幻藥或迷幻藥，但確實是藥草師推薦使用來冷靜身體系統的。它的藥性溫和，劑量使用得當，可以放鬆緊繃的肌肉、舒緩心情、提振情緒、增加幸福和滿足感，最重要的是，對於瓊恩來說，能夠幫助身心放鬆。

　　瓊恩很期待我說的話。她喜歡把藥草融入日常生活這個想

法。我建議她拿適當劑量，加入果汁，跟著晚餐食用，然後重複相同劑量，睡前半小時再吃一次。兩週後，瓊恩傳簡訊給我說：「太感謝你了！有了卡瓦卡瓦的幫助，我的身體慢慢學會適時放鬆的方法，我的思緒也不像以前那樣轉個不停了。最近起床也覺得充滿精神，因為我終於能如我所需地安穩的睡覺了。」

▍薰衣草

薰衣草（lavender，學名 Lavandula angustifolia）能提振精神的健神經劑，適合傷心、憂鬱、感到停滯不前和悲慟時使用。

薰衣草通常會讓人想到美好的香味，常用在精油、沐浴鹽和香水裡。但它在食用藥草上也有相當傑出的歷史，像是茶、或是我最喜歡的形式——滴劑。這已經使用了世世代代，有效幫助減緩傷心。溫斯特藥草師用薰衣草來治療「死氣沉沉」的憂鬱。

這種情況發生在你感覺自己被困在負面狀態裡。你可以清楚看見自己想要達成的事情，想要完成的目標，但情緒上就是動彈不得。

喝點薰衣草茶或是滴劑（而不是聞精油的方式），能夠促使你去推開以為被緊鎖的門。它能夠幫助你行動，讓你能夠得到需要的協助。

潔西卡是個大學生，還沒決定主修。她知道自己很聰明，但最近卻憂鬱起來，還嫉妒周遭的人。大家似乎都知道自己想要

什麼，就她不知道，沒有一個主修是她的菜。她開始思考未來：「說不定我根本不該去上學，說不定我應該休學才對。」她因為頓失方向和動力悲傷起來，無法立下決定，帶領她繼續前進。

我推薦了一個複方給潔西卡，但分量最多的是薰衣草。它能消除憂鬱烏雲和疑慮，幫助這個聰明年輕的女人衝破死氣沉沉的憂鬱，好讓她能夠考慮人生更多選擇，走出下一步。

我現在能愉快地宣布，潔西卡決定主修物理治療，鑽研運動傷害。她一直是個敏捷的運動員，但覺得不夠優秀到成為職業運動員。這閃現在她的憂鬱和難過中。使用藥草複方後，潔西卡明白自己還是能夠藉由幫助他人從運動中好起來，並且達成他們的目標，來從事運動相關的工作。回診時，她非常可望學習把藥草納入自己的物理治療實作中，因為她見證了藥草是怎麼幫助自己脫離泥沼。

薰衣草能夠同時平撫和提振身心。透過舒緩因子，它能養護神經系統和消化道。它也能夠舒解經期相關的壓力和易怒感。

▎檸檬香蜂草

檸檬香蜂草（lemon balm，學名 Melissa officinalis）是薄荷家族裡具冷靜效果的健神經劑，中古世紀時用來減輕壓力和焦慮，促進睡眠，改善胃口，減少消化不良引起的疼痛與不適。

辛蒂正要帶著三個小孩飛出國。她每次規劃旅行和前往機場

時都會非常緊張。她老公幫了很大的忙，但只要事情出了差錯，他就會關機去睡覺，代表著所有的事情仰賴她本人保持冷靜和扛起責任。辛蒂還注意到如果自己很緊張，孩子也會跟著緊張。最後就會變成惡性循環！

　　女兒之前耳朵有積水時，她就見過藥草在女兒身上的神奇功效了。她第一次讓兒子嘗試藥草，也是變得較為平靜，復原地更為迅速。她在想有沒有什麼放鬆神經的藥草，能夠在旅遊前給她和孩子們服用。我真心分享檸檬香蜂草，這種藥草平靜且撫慰身心，小孩子也能安全服用。我建議出發前一週便開始使用，一天三次。她的孩子沒有過度期待造成的焦慮症，所以可以在出發前一天讓他們使用即可，因為那天是緊繃開始飆升，可能波及孩子的時候。旅行當天，他們全都在上飛機前吃過兩次，中間間隔三小時。我給了她一個小瓶子讓她帶上飛機，飛行途中有需要就可以吃。

　　檸檬香蜂草能夠舒緩壓力，卻不會讓人昏昏欲睡。它也有抗病毒因子，在飛機上呼吸密閉空氣時也有所幫助。由於是薄荷家族成員，它帶有淡淡的檸檬風味。雖然我用的多數藥草滴劑都是酒精基地，但是檸檬香蜂草在甘油中萃取效果良好，這樣孩童就不需要稀釋後再使用。味道還很棒！辛蒂得知這個藥草對於發燒、流感和感冒都有益處也相當高興，是媽媽急救包絕佳的新增人選。那趟旅程非常順利，她說自己已經在準備下一趟旅行了！

▌ 洋菩提

洋菩提（linden，學名 Tilia americana、Tilia europea、Tilia cordata），也稱西洋椵樹，具有放鬆效果的健神經劑，洋菩提世代用作治療失眠、神經和肌肉緊繃、焦慮、憂鬱，以及情緒不穩導致的消化問題。

莫妮卡吃完飯總是覺得脹氣。她來找我，因為她是急診室護士，每天都要處理與目擊許多創傷。她很擅長工作，也知道快速有效率地做事方法，但是每次下班後，便全身肌肉疼痛，很難消化食物。她並不焦慮、也沒有焦慮症發作、也不特別感到過勞。她只是需要某個東西，當急診室變得太忙亂、當她下班、當她需要冷靜下來時，能夠讓她依靠。

莫妮卡描述的生活，我馬上就知道她會喜歡洋菩提。我聽說有個藥草師，在診所後面有個很美的花園，她會帶患者到那裡，請患者看著藥草，告訴她哪些藥草觸動他們。所以，像莫妮卡這樣的患者，我拿出手機，給她看了一張開花的洋菩提樹照片。她看著我，一臉驚訝：「那棵樹可以當藥草？這是我最喜歡的樹之一。我家巷子口就有一棵。每年春天我都會好好欣賞那些花朵。它們的香味令人屏息，小巧的花朵總是抓住我的注意力。」她非常高興能夠認識這個藥草。

莫妮卡非常喜歡洋菩提。她的確需要改變飲食，也需要多喝水來緩解脹氣，我教她一些放鬆痠痛肌肉的運動，但是她現在隨

時隨地都攜帶這個藥草，說它能夠降低工作壓力，見過難過的場面之後，也能幫助她舒緩腸胃。這些小小美麗的花朵雖然溫和不起眼，但卻十分有效。

▌合歡皮

合歡皮（mimosa bark，學名 Albizia julibrissin）健神經劑，適用於傷心、憂鬱、缺少性慾、感覺停滯不前和悲慟。

合歡皮能給人心帶來喜悅。此藥草能提振情緒。心碎時覺得難以釋懷就可以使用。我推薦給不少壓力大、一天將盡時承受太多的患者使用。舉例來說，壇蜜知道丈夫喜歡在週四晚上出去吃飯和看電影。他們都很喜歡這樣的約會。但是如果跟工作衝突，或是孩子還沒寫完作業，她就很難對丈夫有愛的感覺。「我明知道自己想要表現得溫柔一點，」她告訴我，「我也很愛大衛，可是……」她的情緒湧了上來。

傳統上合歡皮常和愛情有關。在美國，你會送玫瑰給愛上的人。在歐洲特別是義大利，傳統上會送給愛人一束合歡花。在蔚藍海岸，一二月盛開的合歡花會把全國都籠罩在金色花海中，合歡花節就是在慶祝這些美麗的花朵。我的客人都知道，如果他們想在夜晚有愛的感覺，就會在黃昏開始食用合歡花。到了晚上，就能讓他們敞開心胸，更能向伴侶表達情感。

同樣的，當你感到傷心、情緒化、不被愛的時候，何不用合

歡皮這樣特別的禮物好好寵愛自己？此藥草可以每天食用，也可以需要時再用，不必侷限在跟伴侶浪漫有約時才使用。

想想孩子在學校表演。你卻心情不好，知道這樣會壞了觀賞品質，還壞了跟未來小演員的感情。你可以用合歡皮來增進愛的感覺。這是種溫和卻有效的藥草。

▎益母草

益母草（motherwort，學名 Leonurus cardiaca）健神經劑，適合烏雲罩頂（用來治療荷爾蒙造成的心情不佳，或者單純的心情不佳）、缺乏性慾、感覺停滯不前、易怒和憤怒的女性使用。

在第一章裡，我解釋過益母草對我本人生活和職業的重要性。事實上，它是幫助我穩定情緒的心頭好。食用後二十分鐘內就能夠感受到它的效果。對任何年紀和階段的女性都有好處。益母草在消磨負面情緒的「銳氣」上特別厲害，如果忽然覺得「烏煙瘴氣」籠罩下來時也很有用。如果你知道即將面臨挑戰，或是知道月經快到了，也可以預防性地使用益母草。在那之後，很多女性選擇需要時才使用。我的口頭禪是：出門別忘了帶上益母草。

▎西番蓮

西番蓮（passion flower，學名 Passiflora incarnata 健神經劑和

鎮靜劑，適合失眠、傷心、易怒和悲慟的女性使用。

蕾貝卡走進門診，受第一次懷孕的嚴重孕吐和失眠所苦。她徹夜輾轉難眠。我教她順勢療法，也推薦了西番蓮。告訴她晚上六點跟晚餐一起服用，然後八點和十一點再吃一次。

六週的回診時間還沒到，蕾貝卡便打來：「我不知道該不該回診，」她對我說，「我不知道有沒有效，孕吐大概改善了七成，但我還是很想吐，」這並不罕見。孕吐非常難完全根治，改善七成就順勢療法來說是非常棒的成果。沒辦法百分之百消除，是因為孕吐通常是健康懷孕過程的指標。

「我真心希望你回診，因為我需要檢視你的病例，」我告訴她。她進來時，我的第一個問題是：「你的睡眠問題怎麼樣了？」

「什麼睡眠問題？」

「你之前來找我是因為睡不著。」我提醒她。

「是嗎？」蕾貝卡不可置信。

我給她看我的紀錄。每一頁我都寫下「睡不著，輾轉難眠，無法控制思緒。」她第一次來門診時顯得很焦慮。

「噢，我的天哪！」蕾貝卡說，「我不記得了！」西番蓮治療失眠的效果太好，她徹底忘記那是她來找我的原因之一。

西番蓮有點鎮靜劑的效果。它是用來治療焦慮、失眠和神經性頭痛的健神經劑。藥性溫和，懷孕期間也能安全服用。它有助

於穩定蕾貝卡的情緒。少了徹夜在床上輾轉反側，她現在睡醒覺得更有精神了。

▍ 紅景天

紅景天此適應原能夠提升神經系統，還有抗憂鬱的效果。它並非興奮劑，但能夠增強免疫能力，提升運動能力，改善記憶力，強化性功能和精力。

尤藍達在大學時是運動健將，參加網球和足球隊。她對於自己體態健康有型深感驕傲。她有肌肉，但必須注意體重。讀完法學院後她來找我。「整天坐在圖書館裡念書讓我變胖了。我還亂吃太多零食，也沒有空出時間來吃正餐。睡眠也不夠。現在我每天都好累，腦筋遲鈍。我根本不知道怎麼一次就通過律師資格考的。這應該是我人生最快樂的時候，但我卻覺得快得憂鬱症了！」尤蘭達看起來就快嚎啕大哭，但她卻是疲憊到哭不出來。她還透露剛和交往多年的男朋友分手，因為對方不打算努力來修補感情。

噢，天哪！總結這一切，紅景天就是不二人選了。蘇聯長久以來提供紅景天給疲勞和需要提振體力的運動員。它也是大腦的排毒劑，對於長時間讀書的人，能夠提高心理靈敏度和專注力。紅景天也能有效解決因為壓力造成或惡化的心肺問題。這對於年紀尚輕的尤蘭達還不是問題，但鑑於她有典型的 A 型性格，我警

告她得多放鬆心情。

　　身為藥草師，我的目標是教導患者如何避免潛在問題，以及解決當下的狀況。我建議她每天使用三次，一個月後再來回診。我特別指出紅景天有稍微刺激的因子，不應該在晚上使用。我們還討論到如何重拾她的運動習慣。

　　當然啦，我們都喜歡成功的案例，尤蘭達就是其中一個。食用藥草、獲得充足睡眠、重回健身房，一個月後她便重拾風采。她跟大學同學一起開了法律事務所，最近聽到她的消息是她訂婚了！

▌玫瑰

　　玫瑰（Rose，學名 Rosa damascena）是能提振精神的健神經劑，適合傷心、覺得停滯不前、易怒、悲慟和悶悶不樂的女性使用。

　　玫瑰能夠減輕情緒上的疼痛。我推薦給感覺自己受困於某情緒之中的女人，可能是受了傷、經歷了不公義的事、感到世界不公平、陷入泥沼等等。玫瑰有助於創造身心健康的感覺。

　　我的門診患者瑪麗住在自己不喜歡的城市裡。她想念家人朋友——昔日的心靈支柱。她先生的公司調派他到這裡來。由於是升遷的好機會，所以別無選擇。話雖如此，瑪麗表現得像是全身是刺一般。所有事情都能惹到她。「我要怎麼在這裡生存下

來？」她悲傷地說，「我做了什麼會落得如此？」雖然她很不快樂，她還是得跟現在的情況和平共處，因為這就是她的現況。

我推薦玫瑰給瑪麗，因為它能帶給心靈喜悅。不過，我仍然建議她尋求一名專業心理治療師的協助，再來搭配我的療程。她需要更多協助才能改善現況。

瑪麗開始每天食用藥草。她逐漸感覺到堅硬的心融化了，體內系統注入一絲溫暖。她不是玫瑰的愛好者，卻發現這個藥草帶著她往希望的方向前進。她忽然變得很受玫瑰吸引，她笑著告訴我：「我開始買玫瑰來放在餐桌上和廚房裡。我還買了玫瑰抹醬來搭配早餐吐司。我想如果這個藥草由內而外幫助了我這麼多，何不身旁也有一些，讓它們從外而內來幫助我呢。」她時常打電話給我，跟我分享她在被迫居住的城市裡發現了哪些有趣的新活動。她開始去健身房，加入了讀書會和慈善機構——這些事情都幫助她了解那座城市，結交新朋友。有了藥草的幫助，她做出了必要的調整，不再覺得自己是挫折感的受害者了。

▌迷迭香

迷迭香（Rosemary，學名 Rosmarinus officinalis）這個藥草可以帶來身心健康的感覺，增加精力。它也是抗憂鬱和舒緩神經的排毒藥草，非常適合需要處理焦慮和憂鬱的人。它也能增加血液通往大腦的循環，有助記憶能力。

我通常把迷迭香放在複方裡，很少單獨使用，理由有很多。首先它的味道強烈。迷迭香有助於記憶力。有名的說法是，考生使用迷迭香精油來促進大腦的血液循環。就算不需要仰賴腦力，我還是會推薦這個藥草，畢竟多點血液循環到大腦的好處誰不需要呢？人類使用迷迭香已有千年歷史，古代的醫師把它當成神經系統的入門解毒藥草。如果有記憶和大腦混沌困擾，此藥草可以和本章節提過的任何藥草搭配。

▎ 聖約翰草

聖約翰草是健神經劑，適用於肌肉痠痛、傷心、憂鬱和易怒的女人，是美國最廣為使用的藥草產品之一。這幾年也廣泛研究它對憂鬱症的療效。根據馬里蘭州大學醫學院指出：「多數研究指出聖約翰草可能有助於輕度與中度憂鬱症，跟多數處方抗憂鬱症藥物相比也較無副作用。但它跟不少藥物會相互干擾，所以只能在醫師建議下服用。[8]」的確，有些人擔心聖約翰草與其他心理疾病藥物的相互作用，所以請務必謹慎。

珍妮來到門診時，身穿亮黃上衣，帶著大大的笑容。她非常有條不紊，準時也有禮善良。但她的笑容卻掩蓋不了事實。她看起來太快樂了，太像排演過的。看得出來在那個笑容和光鮮的外表背後，她應該是痛苦地咬著牙。我冷靜地寫下她的背景資料，等著她透露到底發生了什麼事。

一開始她告訴我：「喔，沒事啊。」但不久症狀就像雪球般滾了下來。「跟你說喔，我覺得有點憂鬱，」她說，「就是有點憂鬱提不起勁。但整體來說，我是個快樂的人，只是最近芝麻蒜皮的小事都會惹到我。現在我會沒事就手臂痛、下巴痛，肩頸也會肌肉緊繃跟痠痛。」

珍妮的所有症狀都在大聲對我說：她需要聖約翰草，它有兩種使用方法，順勢療法和藥草形式。順勢療法建議因手指壓傷、牙痛或緊繃神經造成的劇烈神經痛使用。事實上，最有效的順勢療法就是用在這樣的疼痛上。聖約翰草的藥草形式對憂鬱症很有效，特別是那種動輒得咎的人。她可能是高敏感、感官非常容易被牽動，聲音、光線甚至觸覺，都能夠引起她煩躁情緒。

聖約翰草也有治療肌肉疼痛、抽筋、非關憂鬱症的悶痛的悠久歷史。聖約翰草本身有非常美麗的鮮黃花朵，用作藥草療法壓扁後會變成深紅色，就像珍妮陽光外表下隱隱透露出的痛苦的顏色。我建議她吃聖約翰草，每週都用聖約翰草花油來按摩。這些療程使用後一個月，珍妮覺得好很多，也深深愛上這個藥草。

▌美黃芩

美黃芩（skullcap，學名 Scutellaria lateriflora）針對易怒、憤怒、傷心、失眠、暴燥與恐懼的女人使用。

蘿瑞帶小兒子來找我，希望能治好他的慢性耳炎。蘿瑞可

說是我少數遇過最好的人。我喜歡她跟孩子說話的方式。她很溫柔，回答孩子所有的話。所以回診時，當她坦白跟我說：「我是世界上最糟糕的母親。」你可以想見我有多驚訝。

「怎麼會！」我說，「我才正想頒給你本月最棒媽媽的大獎。」她搖搖頭，「每次小孩一起床，我就開始心跳加快，腸胃翻攪。我太緊張，太沒耐心。每次小孩要求什麼，我就想尖叫。」蘿瑞覺得自己得負起很大的責任，讓三個小孩都乾乾淨淨、穿著整齊、飲食無虞。她會確認孩子好好刷牙，準時到學校。她也會為先生的事情煩心，每天都會幫先生包個營養滿滿的午餐。她會把帳單全付了，確認房子完美無暇，才出門上班。這些事情嚴重打擊她的神經。

蘿瑞從來沒有在孩子和先生面前暴走過，但把情緒的蓋子壓著，她擔心會被緊繃情緒壓垮。她知道就算自己保持微笑，表現得很仁慈，但孩子可能早感覺到她心裡有事。她害怕會因為自己受到的壓力而傷害了孩子。她晚上無法入睡，被負面思緒和罪惡感折磨。「我不知道假象還能維持多久，」她一面說一面擦乾眼淚。

我們花了一點時間了解她的感覺很正常。「那是許多三個孩子的媽會有的感覺，」我認同她的情緒讓她安心。接著告訴她關於孩子的事情，「身教大於言教」。我給了她一瓶美黃芩，讓她一天三次，一次管滴劑。兩週後，她打電話給我。

「這是我多年來第一次真心享受孩子的陪伴，」她對我說，「我的身體裡不再有焦慮感了。」蘿瑞感覺到中樞神經系統放鬆下來。她很冷靜。現在是個不一樣的人了。

跟她說了她的感覺很正常後，她開始和朋友討論自己的情緒。不久她便發現三分之四的媽媽都有一模一樣的感覺。她還以為是自己有問題！

我推薦美黃芩來治療因為焦慮導致的神經緊繃、神經疲勞、以及壓力造成的偏頭痛。它是健神經劑，用來對抗失眠、焦慮症、肌肉緊繃和輕微的強迫症。使用後二十分鐘就能感覺到美黃芩的效果。最好是在有威脅感的事情發生前使用，例如準備了好幾週的商務會議、或是哄小孩上床睡覺之前使用。美黃芩可以視情況長時間食用。此藥草能否與其他心理疾病藥物同時使用尚有待討論，若你正在服用這類藥物，請諮詢藥草師。

▍ 纈草

纈草（Valerian，學名 Valeriana officinalis）健神經劑，適合憂鬱、生氣和大怒、易怒、肌肉疼痛和失眠的女性使用，我推薦纈草給容易生氣、厭世，認為自己有沉重的情緒包袱，難以自在表達的人。

我有個病患蒂娜非常愛自己的小孩，但他們的所作所為都會令她抓狂。老實說，她隨時隨地都很生氣、疲勞且壓力很大。她

也沒有饒過先生。要是他晚回家，她會狠狠修理他一頓。她的緊張情緒乖張，時常會肌肉抽筋和頭痛。她也沒辦法享受放鬆的睡眠。她的目標是十點之前上床睡覺。但時常拖到十一點甚至更晚才上床，因為有太多事情要做了。就算躺在床上，她也會生氣難過個兩小時，想著隔天有哪些事情會無能為力。就這樣成了惡性循環，蒂娜不知道該如何打破的循環。

首先我們討論雇用清掃專員來減輕家務負擔。我也給了她一些簡單健康的晚餐建議，給她一點自由時間。我們還討論增加規律運動的習慣。然後我推薦了纈草。

纈草能夠改善睡眠品質，卻不會在白天嗜睡或無法專心及正常工作。它能減少夜間起床；在隨機對照實驗中，纈草跟歐慮平（Oxazepam，抗焦慮症藥物）對於睡眠有同樣的效果[9]。它能舒緩肌肉疼痛，減少緊繃性頭痛、焦慮和易怒狀況。

雖然蒂娜一開始對於藥草能夠幫助她脫離困境心存懷疑，不過六週後，她不得不承認藥草不僅幫助她改善了睡眠，隨時憤怒的情況也大大降低。她能夠誠實地說自己開始享受孩子的陪伴。對大家來說謝天謝地的是，她不再罵老公了。

▌刺毛萵苣

刺毛萵苣（wild lettuce，學名 Lactuca virosa）是鎮靜型藥草，用來幫助睡眠和舒緩疼痛。

我推薦刺毛萵苣給難以入睡以及無法保持沉睡的女人。它也能夠減輕肌肉疼痛、抽筋、關節炎、胃痛和情緒性的疼痛。雖然它不常用來當作改善情緒的藥草，我卻常在複方中加入刺毛萵苣。這種藥草是鴉片植物家族，但沒有成癮性，也沒有副作用，除非你把減少肌肉疼痛和有個好眠當成副作用，那就另當別論了。

　　藥草有太多選擇了！我敢說只要有點耐心和時間，妳會找到一兩種藥草完美的符合你的情形。

　　最後，在尋找理想情緒的路上，你還需要仰賴一個元素——你的嗅覺。下一章我們會探索精油和香氛療法與情緒相關的好處。

香氛療法

氣味就像藥物巫師，能夠帶你走過千山萬水，也能讓你體驗時光倒回。

—— 海倫・凱勒

　　不同的氣味有助於改善情緒、控制情緒嗎？答對了！只要回想一下噴上最喜歡的香水搭乘電梯的場景，或是聞到一盤剛出爐的巧克力碎片餅乾，那種溫暖心脾的香氣——小時候最喜歡的那種味道。

　　香氛療法也就是使用治療劑量的精油，來促進生理、情緒及精神健康的療法。精油有小管包裝，恰好跟手掌差不多大，能放在零錢包、皮夾或推車籃子裡方便攜帶。甚至塞一罐在胸罩裡或襪子裡都可以。

法國化學家兼調香師加特佛瑟（René-Maurice Gattefossé）在1937 年率先創造出「香氛療法」這個詞。他並非自然健康風潮的信仰者或實踐者，身為化學家，他感興趣的是精油的特性。

　　1910 年，他在實驗室燒傷了自己的手，傷情慘重。旁邊正好有未經稀釋的薰衣草油，他抓了便往自己皮膚上倒。他發現油脂不只立刻減緩了疼痛，還促進手部復原，讓他免於感染和留疤。他後來還發現精油被身體大量吸收，與身體產生了化學作用。[1]

　　自從 1970 年代晚期到 1980 年代早期，使用精油和香氛療法便成為替代療法和整體醫學健康體系的重要部分。不過歷史上不少文化以醫療目的使用這些油脂，早已超過五千年歷史了。古中國、印度、埃及、希臘、羅馬和猶太文化都使用了精油，像是化妝用品、香水、衛生清潔、療法、精神或宗教目的甚至當作藥材等等。

　　在這個章節裡，我會教你找出專屬於情緒提振香氣，可以用在家裡、車子裡、辦公室、旅館，什麼都可以。甚至預防性地使用都可以。如果你可以預見長途開車會讓你心煩意亂，那麼在車裡噴灑特定的精油能夠讓你快樂一點。如果搭飛機總是讓你很緊張，用面紙沾點精油，有需要就在途中對著著它深呼吸。如果你通常會有起床氣，但又想要早起有個愉快的好心情，那就試試看清新甦活類的香味（stimulating scents）吧[2]。

預防往往勝於治療，但是在危急時刻，精油可以是重要的道具，幫你走向理想情緒。精油能夠支持並強化身體內部的療癒反應。使用香氛療法來舒緩情緒、焦慮和壓力，驅逐憂煩和恐慌，都是很值得享受且容易做到的事情。

該怎麼使用精油和香氛療法？

　　精油有助情緒是因為當你吸氣或抹在身上時，精油因子能夠和交感神經與副交感神經系統產生作用，提升血清素和多巴胺的產量。

　　當你聞到某種味道時，鼻子裡的嗅覺接收器就會朝大腦嗅球發送訊息。也就是接收到氣味的地方。嗅球接著就會朝大腦的其他部分包含邊緣系統發送訊息。邊緣系統就是大腦中原初（primitive）的部分。它控制了直覺、情緒以及像是憤怒、焦慮、憂鬱、喜悅等感情。它也控制了像是飢餓、性慾、控制欲和保護欲等等生物本能。邊緣系統可以直接啟動下視丘，下視丘是荷爾蒙控制中心（聽過荷爾蒙造成的情緒化吧？），掌管成長、性徵、甲狀腺素，以及像是血清素這類有助於平衡憂鬱的神經傳導物質。

　　嗅覺是唯一直接和邊緣系統有關的感覺。不過真正有趣的是，當我們提到氣味時，會立即反應，再作思考。你曾有過某種

氣味勾起回憶和情緒，歷歷在目到像是回到過去的經驗嗎？說不定早晨咖啡的香氣，讓你回想起匆忙準備上學時，見到父親坐在餐桌的安全感？烤箱裡南瓜派的氣味讓你想起感恩節大餐，還有跟親戚們玩在一起的時光；每次聞到肉桂和小荳蔻都會給你滿滿的喜悅。

由於氣味能直達邊緣系統，凡是聞到的（包括香氛療法裡使用的精油），都會深深影響情緒和心情。

布朗大學心理學系助理教授赫茲（Rachel S. Herz）就說過：「其他感官系統都沒有這種親密的連結，來連結有關心情和聯想學習的神經區域，這就是為什麼氣味能引發情緒連結，其背後有強烈的神經學基礎。」

兒童相關的研究也指出，胎兒在出生前就已經學會分辨氣味了！「母親飲食中的氣味分子會混入羊水中，被發育中的胎兒吸收，」赫茲教授解釋道，「研究指出，懷孕期間聞到氣味強烈的物質像是大蒜、酒精、菸味的母親，這些人的孩子跟從未暴露在這些氣味中的孩子比起來，更喜歡那些味道。[3]」

情景式的反應

我們把某種氣味和生命中那些安全、安心、快樂的事件連結在一起。同樣的情形也適用於痛苦的經驗。這很因人而異。舉例

來說，木頭燃燒的氣味會讓人想起壁爐溫暖的場景，或者失火的房子。

長久來看，氣味影響我們的心情，工作表現和行為，因為它和人生某件事情有關。赫茲寫道：「我們都知道嗅覺的神經基質與聯想學習和情緒處理息息相關。」這件事情會因為過去的經驗，和另外一件事情連結在一起。「被連結上的事件就成了最初事件情景式的反應。[4]」

精油通常對於「聯想學習」很有幫助。舉例來說，假設你的小孩蘇菲很難入睡。如果每天晚上準備把她哄上床之前都讓她聞到薰衣草精油，她就會把那個香味跟睡覺連結在一起。就算蘇菲不願意躺下來，大腦還是會有意無意的做出與睡眠的連結。身體也會幫忙，然後她就會慢慢睡去。同樣的，假設有姊夫約翰在的場合就會壓力很大，但你又沒辦法將這個人排除生活圈，便可以練習深呼吸，並且深深吸取有舒緩效果的精油。這樣可以教身體放鬆下來。如果能在見到約翰之前持續練習，最後只要聞到那個香氣，反應就會自動冷靜下來了。

因為情境的關係，精油香氣會因人而異。能夠幫助這個人和緩情緒的香氣，可能會讓另一個人心煩氣躁。在本章節裡，你會讀到一些方針，但如果你不喜歡某種減緩壓力的精油，那就是不適合你。用作治療的精油和用在香水裡的精油並不相同。前者必須有治療級的強度、純度和自然萃取。在香水工業裡，精油裡可

能添加合成產品，多少會污染精油。

精油真的有幫助嗎？

可靠的科學研究並不多，但日本三重大學醫學院發現憂鬱症患者在使用柑橘香味治療後，需要使用的抗憂鬱藥劑變少了[5]。維也納大學也有一項研究指出，牙醫診所若使用柑橘精油香氣，女性患者呈現較低的焦慮感。[6]這些研究都說明某些香氣對於情緒，可能多少有臨床上的效果。

針對情緒改善和相傳的疼痛減緩的另一種解釋，則是安慰劑效果。根據這個理論，是人的預期心理來決定某種氣味的效果，而不是該氣味的特質。費城莫奈爾化學感官中心（Monell Chemical Senses Center）有不少研究都發現，受試者若被告知某種氣味有增進數學計算能力之功能，他們的表現會較為優異。那些研究顯示，人們對於香氣的期待，在健康和行為有足夠的影響[7]。在門診的經驗裡，精油真的對人產生影響，但是情緒上的連結的確也是影響的因素之一。或許是化學和安慰劑的效果相輔相成，才幫助了我的病患吧。

精油是如何製造的？

精油是從有香氣或香氛植物特別是花朵萃取而來，不過來源也有花苞、樹液、葉子、枝幹、種子、根部、木頭和草葉。多數純精油都是透過蒸餾而來。收集到的精油會裝在棕色或藍色的玻璃瓶中，避免陽光直射，造成變質。蒸餾過程中產生的附加產品就是剩下的水了。有些植物的香氛成分能夠溶於水，便能留在水裡。這種液體富含香氣，稱作純露（hydrosols）。香氛治療師常使用純露，特別會用來滋潤肌膚。許多公司使用化學溶劑來蒸餾精油，但大部分香氛治療師都不喜歡這個方法。雖然溶劑應全數移除，但治療師仍擔心可能有少許殘留。

全球有幾間生產精油的大公司，多數製造商都向他們購買：New Directions Aromatics、卡希雅（Aura Cacia）、Snow Lotus、多特瑞精油（Doterra）、 悠樂坊精油（Young Living）、山本玫瑰（Mountain Rose Herbs，結束代理）、 Art Naturals、Plant Therapy。

選擇精油

市面上的產品多是從單一或是多種精油的混合（通常是三到八種）。去保健食品店試聞不同品牌的單一及複方精油。或是線

上買精油組合。最好的是 Snow Lotus 的精油組合，我信任它們的精油，品質好又安全。建議帶上一包咖啡豆去店裡、或是握一把咖啡豆，在試不同香氣之間聞一聞，如果很難找出自己喜歡的香氣，也建議你這麼做。研究指出咖啡能幫助鼻子暢通，讓你能夠恰當體驗不同的氣味[8]。

找出自己喜歡的精油，接著開始實驗找出能夠有助改善情緒化的精油。單一精油很棒，現成的複方也可以很迷人。一旦熟悉了精油並經常使用之後，就能夠開始製作專屬於自己的複方，創造符合個人需求的精油。

溫馨提醒

精油是根據「調性」來區別的，也就是香氣特色。前調容易揮發，清新淡雅，中調則是溫潤柔軟的香氣，給身體調和平衡的效果。相對的，後調則是厚實、沉穩而強烈。通常香氣非常濃烈，在自然界中也很令人放鬆。

沛西芙妮（Persephenie）是洛杉磯的調香師，她解釋聞到精油時：「身體裡會體驗到前中後調。直接吸氣的話，前調很清新、能提振精神，可以感覺到它們在頭腦的效果。前調通常能活化，並有助於打擊心理疲勞。中調也就是『核心』調性，通常會在胸口感覺到該精油的效果。花香是典型的中調，常用來解放和

治療內心。很適合用來處理像是傷心及失落感。後調則較深層，通常是腹部能感到。根莖和木質香氣屬於這個範疇，吸取後調能有助於感受踏實、穩定及紮根大地的感覺。」[9]

　　下面是常用來改善情緒化的精油：

　　• **羅勒**：羅勒精油（前調：香甜、草本、類似甘草的氣味、些許樟腦味）能提神醒腦，刺激心靈，能幫助你專注在難纏的工作上。羅勒容易主導複方香氣，所以少量使用即可。

　　• **佛手柑**：佛手柑精油（前調：花香、果香）有甦活的效果，能夠減緩焦慮、憂鬱、傷心或悲慟。它特別能幫助減緩被拒絕或自覺不夠好的恐懼。它能幫助你找到自信，不會花時間擔心別人怎麼想。它也能幫助你處理和減輕恐懼、批評、羞恥感、情緒上的疼痛、困乏感、自卑感或毫無價值的感覺。佛手柑能幫助你建立自信，找到喜悅。

　　• **樺木**：樺木精油（中調：木質、草本）對於肌肉疼痛非常有效，也常用來改善發炎和血液循環。由於這些改善身體的特質，樺木精油也能改善心理疼痛。它能刺激身心，提升強健、溫暖和充滿活力的感覺，有助於找到內在力量和支持，幫助你紮根內心。

　　• **黑胡椒**：此香味較為刺激（中調：辛香氣味），通常與其

他精油混合，它能提神醒腦，提升精力。應避免於睡前使用。

• **德國洋甘菊**：此精油能夠撫平神經，幫助消化健康（中調：草本、香甜、果香）。德國品種的洋甘菊在治療發炎皮膚的效果特別顯著。洋甘菊也常用來治療憂鬱症。

• **羅馬洋甘菊**：此精油能夠撫平神經，幫助消化健康（中調：草本、香甜、果香）。羅馬品種特別針對心理焦慮、偏執和兇惡。洋甘菊常用來治療憂鬱症。

• **雪松**：雪松精油（後調：清新、木質、巴薩米克醋香）對神經系統有安定冷靜的效果，公認能在精神上較為集中。它也使人感到強壯和自信，同時幫助他們和周圍的人增加感情與扶持。此精油讓人紮根自己的同時敞開心胸。

• **肉桂**：購買肉桂樹皮或是樹葉精油都可以（中調：辛香、大地氣息）。兩者的成分差不多，不過樹皮精油較為強烈。肉桂性溫，稍有刺激性，能夠增加能量，常用來減緩嗜睡和易怒。在寒冷的冬日裡在屋裡放些肉桂精油，能夠帶來喜悅心情。它和其他精油能相互搭配，尤其是木質、辛香、柑橘和薄荷家族的精油。

• **快樂鼠尾草**：快樂鼠尾草精油（前調：大地氣息、草本、些許果香）常用來放鬆肌肉和神經。也有幫助「滌淨」的能力，讓你看清混雜的事情，澄清視線。冥想、沉思、腦力激盪時常使用這款精油。當你迷失在思緒中、需要更深入思索時，都能從這

精油中獲得幫助。它能幫助你對直覺和內在智慧敞開心胸。

· **丁香**：丁香精油（中調：辛香、溫暖中帶些許苦澀、木質香）氣味強烈，務必謹慎使用。它是自然界的止痛劑。據說能提升整體健康，讓人充滿力量，能夠傲然挺立，打破妄自菲薄的舊習，增加為自己發聲的能力。有些治療師會用來給面臨相互依賴問題的人。

· **絲柏**：絲柏精油（中調：清新、草本、些許木質香）屬刺激劑（stimulant），用來治療低血壓和血液循環不佳。如果時常感到疲憊，覺得很難專心都可以使用此精油。

· **尤加利**：這是藥用精油，用來治療感冒、發燒和喉嚨痛。情緒方面，它和人的身心健康有關。許多有慢性疾病的人會用尤佳利精油來預防疾病。尤加利精油（前調：清新、木質香、大地氣息）有助於重拾健康，賦予追求健康的力量。它還能夠。此款精油甚至有助於改變一個人容易墮落的習慣。

· **冷杉**：冷杉精油（中調：清新、木質調、大地氣息、香甜）聞起來像聖誕樹，時常讓人聯想起快樂的回憶。它也有助於安定心神和支持感覺困乏的人。放鬆和緩的效果，讓人覺得安全。

· **乳香精油**：此精油見於冥想和各種儀式（後調：清新、木質、甜木、些許香料和果香）。它能提升深度呼吸和深層放鬆，打開鼻腔，降低血壓，冷靜體內系統。其舒緩、溫暖和帶點異國

情調的香味，常當作鎮靜劑，帶來平靜、放鬆、滿足和性靈上的感覺。

• **天竺葵**：天竺葵（中調：花香、清新、甜美）能幫助深受傷害，被難過和情緒淹沒的人。它能幫助這些人表達情緒，重建對世界的信心。對其他人，天竺葵精油能夠撤下戒備，有助釋放怒火。

• **生薑**：生薑精油（後調：溫暖、辛香、土地、木質氣息）性質溫暖，能賦予能量和提振精神，有些人視之為催情劑。它又稱為「賦力精油」，打擊無力感，降低身體恐懼。生薑精油能點燃體內的小小火焰，幫助你扮演領導自我人生的角色，不再妄自菲薄。

• **葡萄柚**：這種精油能賦予能量，氣味（前調：柑橘、清爽、清新）卻不會太過濃烈。我喜歡在早晨使用此香氛，或是需要補充精神的時候使用。葡萄柚有美妙的淨化香氣，有一掃情緒陰霾的效果，替內心帶來喜悅。這個精油有助於處理壓力和憂鬱。

• **茉莉花**：茉莉花精油（中調：溫暖、花香、異國氣息）也有提振精神的功用，因為這種特質，廣為用在打擊憂鬱症。它能產生自信和樂觀感，也能讓能量重生，幫助你平衡自己，找到內心的支持和力量。茉莉花也是一種催情劑，是提升低落性慾最有效的精油之一。在無所適從、忙不過來或者壓力很大的時候，這

種精油也多少有幫助。

‧ 杜松子：這種精油不算鎮定劑，卻有舒緩和減輕壓力的功能（中調：颯爽、木質、香甜、土地氣息）。它被視為靈修類精油，是禱告或冥想時的好選擇。它能賦予你力量深度挖掘，面對自己的恐懼，方能治癒恐懼。杜松子精油也有助於解決大人小孩的惡夢問題，促進更放鬆的睡眠。

‧ 薰衣草：據說這是代表誠實溝通和表達的精油。薰衣草（前調／中調：花香、清新、香甜、藥草氣息）因鎮靜成分之名，世界各地都用來促進安穩的睡眠。它也能平靜擾動的心靈。薰衣草還有平衡的效果，在一天當中使用，可以溫和提振精神。情緒上，薰衣草也能減輕焦慮，讓人感覺活在當下，冷靜下來，帶著平靜的安全感行事。

‧ 檸檬：這是種能提振精神、活潑有活力的精油（前調：果香）。這些效果能夠喚醒感官，清除心中的雜緒，助人專注在手邊的工作——也就是說它能提高專注力。它還能降低憤怒和焦慮、提升專心度、趕走疲勞感。當一個空間瀰漫緊張和憤怒感時，檸檬精油能淨化氣氛。在情緒面和精神面都能提供淨化效果。它也能助人克服疑惑、懷疑、疲勞、過勞以及缺乏熱忱。檸檬精油能夠清除自我懷疑、喪失的信心、停滯的能量，甚至心靈、內心或身體的僵硬都能改善。

檸檬（水果）、檸檬香蜂草、香茅、檸檬馬鞭草是四種完全不同的植物，萃取出各具特色的精油。檸檬精油是透過壓榨果皮得來的。檸檬香蜂草學名 Melissa officinalis，是薄荷家族成員。在香氛療法中，香茅則用來舒緩肌肉疼痛、殺死肌膚表面細菌、驅趕蚊蟲、減少身體痠痛。食用的話能幫助消化系統。檸檬馬鞭草則有助改善壓力和焦慮，是從學名為 Aloysia citrodora 的植物萃取而來。

• **檸檬香蜂草**：這種平靜人心的精油（前調／中調：清新、檸檬清香、藥草氣息），對心靈面、特別是精神面也有提振的效果。它能放鬆身體、心靈、靈魂，同時帶來安穩和滿足感。歷史上常用來治療焦慮、緊張、驚嚇、憂鬱、高度緊繃和失眠。它也能夠促進具有休息品質的睡眠。此精油教人如何讓平靜再度流經身體和生活。它帶領我們脫離黑暗處，重返光明和希望。

• **香茅**：它可不只是泰式料理中美味的檸檬味香料（前調：清新、檸檬清香、土地氣息），多數人都沒想過香茅在纖維眾多的莖桿下藏著這麼多療癒力量。這種精油常用作緩痛劑。此精油也是居家和個人的能量淨化精油，在停滯、沉重和低潮時，能幫

助你排解負面能量。

　　• **檸檬馬鞭草**：此精油（中調：明亮、柑橘、些微花香）常見於肌膚保養品，有舒緩效果，也有一絲催情的功用。它能提振精神，支援心理和創意活動。

　　• **青檸**：這是最價格平易近人的精油之一，也因為其充滿能量、清新、有朝氣的香氣（前調：清新、柑橘、香甜、水果的微酸氣息）而廣為使用。其洗滌性靈、淨化後再生的能力相當有名，藉由將能量反諸於己，回歸中心，此精油有助於穩定身體。青檸精油也用作集中注意力，減緩暴躁、擔憂和壓力。

　　• **廣藿香**：廣藿香精油（後調：濃郁、土地和木質氣息）據說有強烈的媚惑功效，能刺激欲望。長久以來都用來幫助性功能障礙和缺乏性慾。此精油也有助於連結自己和身體，避免在感覺失衡時斷開連結。它能緩解焦慮和壓力，驅除羞恥和欠缺感。

　　• **胡椒薄荷**：這是最廣為使用的香氛精油之一。胡椒薄荷（前調：薄荷清香、果香）的油脂能提振精神、讓人煥然一新，重振內心和心靈活力。對很多人來說會喚起兒時的美好回憶。該精油也有助於超然於壓力、疼痛、傷心或恐懼之外，點燃心中的火焰，重拾人生的動力與快樂。此精油也用在人經歷傷慟、無助和悲觀的時候。它能賦予人所需的力量，用全新的姿態來處理迎面而來的挑戰。

　　• **馬鬱蘭**：這種精油（後調：藥草、木質、香甜、些許樟腦

氣息）世代以來都用來掩飾惡臭。它象徵著快樂，從前還被稱作「山林之樂」。這種藥草會送給新婚夫妻，願其好運、平靜且幸福。此精油也有助於打倒失眠、焦慮和壓力。

・**沒藥**：此精油（後調：溫暖、土地、木質和巴薩米克醋香）自古就用在宗教儀式的燃香之中。它被視為靈修精油，能夠帶來內在和平、寧靜、預見未來和深度思考。

・**橙花**：橙花是一種鎮靜劑（中調：強烈的花香、柑橘、香甜和異國氣息），大體而言也是神經系統的解毒劑。對多數壓力相關的困難都有所幫助。據說能夠治療心悸、減緩失眠和憂鬱、降低緊張感。

・**玫瑰**：這是種相當多變的精油（中調：強烈的花香、香甜），但純精油卻相當昂貴，一盎司的精油需要用到六萬朵玫瑰（你可以買沒那麼貴的版本）。這種精油能舒緩壓力、失眠和憂鬱。情緒方面，玫瑰精油在傷慟期間能夠撫慰人心。也能夠幫助硬起心腸的人，修補人際關係。它也被當作是催情劑。

・**迷迭香**：迷迭香精油是種煥然一新和刺激人心的精油（中調：清新、藥草、香甜氣息）。因為能改善記憶力、專注力和警覺性而出名。由於迷迭香的刺激性質，能夠抵抗生理上和心理上的疲憊。是長途開車和長時間唸書的混合精油好選擇。它能促進心靈開放、明晰和洞見，因此在交接和改變之際特別有用。此精油也有助於我們處理周遭發生的事物、有意識地了解自己，而不

是埋沒在紛雜的事物裡。這麼做便能在生活中創造信任感,增加輕鬆體驗人生的自信。

• **檀香木**:此精油(後調:濃郁、香甜、味香卻細緻、木質氣息與花香)為靈修、神聖的油脂而廣為人知,世界各地的禱告和冥想儀式中皆會使用。它能讓忙碌的心靈冷靜下來,有助於放下煩憂,讓人放鬆進入安穩的狀態。它用來減輕緊繃、壓力和低落的自尊。也被當作是一種催情劑。

• **綠薄荷**:綠薄荷有較溫和的香氣(前調:薄荷、些許果香),所以當使用胡椒薄荷過於強烈時便會派上用場。此精油有提升能量、重拾活力和激勵人心之用。不少人認為它能激發敏捷的心靈,在分享想法的場合也凸顯自信。特別是受憂鬱、壓力和心理疲勞所苦的人,此精油能提振其情緒。

• **甜橘**:此精油(前調:清新、香甜、柑橘氣息)能提振精神,因為能激發創造力聞名。它也鼓勵人常保玩心和快樂,讓人輕鬆無煩惱,活在當下。當你覺得過於勞累或工作過荷時,此精油能為你的情緒帶來光明。

• **茶樹**:此精油(中調:清新、木質、土地和藥草氣息)又叫作「瓶中藥櫃」,因為它能治療細菌、黴菌和病毒,還能刺激免疫系統。據說能讓不健康甚至有害的人際關係往健康的方向走。它也能打造平衡,在相互依賴一事上特別有幫助。

• **百里香**:雖然往往與廚房聯想在一起,這種提升能量和重

拾活力的精油在香氛療法的運用相當廣泛。它能用來促進勇氣，有助於專注力和心靈澄淨。世世代代以來都用來清潔周遭環境，以及「清潔」或推動沉積堵塞的情緒。它也能抵抗發炎。百里香（中調：藥草和大地氣息）在希臘聖廟裡會燒來淨化和賦予環境神聖性。

• 香草：香草精油（後調：果香）據說是所有香氣裡，在氣味和口味上最接近母乳的。此精油能同時撫慰和放鬆心靈。它對大腦和神經有平靜的效果，免於焦慮、憤怒和躁動，但同時也能刺激心靈澄淨。

• 岩蘭草：岩蘭草精油（後調：木質、煙燻、土地、藥草和辛香氣息）出奇地舒緩和平靜人心。此精油單獨使用相當強烈，應妥善繫是或是與其他精油混合。它能幫你站穩腳步，需要解放或紓壓時的好選擇。它能幫助處理焦慮、憤怒問題和疲憊，也能夠解決恐懼或不安全感。岩蘭草能促進具休息效果的睡眠。

• 甜橙：甜橙精油（前調：柑橘和香甜氣息）相當能提振精神，對心靈和情緒都能注入活力和能量，也就能轉化成生理能量的增加。它有助於鼓舞情緒，對周遭的各種可能敞開心胸。或許還能夠刺激創造力和視野，並且開闊眼界。柑橘香氣活潑好玩，能跟你的童心和幽默感交融，如此一來便能不帶沉重地迎接挑戰，畢竟沉重可能會影響到你探索挑戰的能力。

• 依蘭：此精油（中調／後調：花香）用來放鬆身心靈。

它是具刺激效果的鎮定劑，對神經系統有帶來歡愉的效果。它也有助於和緩急速的呼吸和心跳。擁有獨特的香氣，常用作是催情劑。它在提振情緒、促進幸福和快樂感的同時，降低焦慮、緊張、驚慌和恐懼。透過這樣的方式，此精油幫助許多人處理憂鬱。

如何選擇精油

很多精油都有平靜心情的功能，也能舒緩壓力和焦慮，還有一些都有提振精神的功能。下面是對特殊需求的建議：

• 如果有失眠問題、半夜時常醒來、白天忙碌不堪和緊繃：洋甘菊、馬鬱蘭、橙花、樺木、岩蘭草或依蘭。

• 覺得焦慮無法放鬆：羅勒、佛手柑、乳香精油、天竺葵、茉莉、杜松子、薰衣草、檸檬香蜂草、橙花或依蘭。

• 如果焦慮轉換成憂鬱，那就需要情緒上「拉我一把」：佛手柑、快樂鼠尾草、天竺葵、葡萄柚、薰衣草、檸檬、岩蘭草。

• 如有神經緊繃困擾，在基底油裡加入下列幾種精油，按摩手背：佛手柑、雪松、肉桂、快樂鼠尾草、天竺葵、茉莉、薰衣草、樺木或依蘭。

• 如果有腦袋混沌的困擾：羅勒、尤加利、薄荷、胡椒薄荷或迷迭香。

• 想要提升性慾：茉莉、橙花、廣藿香、玫瑰、依蘭。

如何使用精油

想到香氛療法，我們想到的是吸進精油。吸氣時，氣味分子飄進鼻子，被嗅覺接收器接收。透過鼻子吸進精油，水蒸氣裡的小小精油分子跟精油的成分相同。精油分子被鼻子或嘴巴吸收進去後，也會移動到肺部，與肺部、呼吸系統和心理相互作用。

注意事項

記得閉上眼睛，不要讓精油直接碰觸到眼睛。如果不小心碰到了，立刻用基底油，像是杏仁油或橄欖油稀釋，千萬不要用水！這麼做一開始會很灼熱刺痛，但幾分鐘後就會消去。

重點：有些精油不該放進沐浴池裡。泡澡時不要使用辛香或強烈的精油，因為肉桂、牛至、百里香這類精油會灼傷肌膚；還有光毒性（phototoxic），像是柑橘、特別是佛手柑精油也是如此；其他可能有特殊刺激成分，像檸檬香茅精油。

把精油帶進生活中來幫助情緒處理有很多方式。何不試試下面幾種：

• **瓶子深呼吸法**：首先握著精油瓶放在心臟位置。搖晃出氣味後深呼吸。如果喜歡這香氣，也很適合的話，靠近鼻子一點再深呼吸一次。如果不喜歡，就換下一種精油。

• **手心深呼吸法**：如果你想要找個簡單迅速的方法來穩定情緒，這個方法相當不錯。倒一兩滴精油在手掌心，輕柔搓揉讓精油釋放出來，接著將手覆蓋口鼻。一開始先緩緩呼吸，如果你喜歡這個味道，深呼吸，想像香味直達肺部。不過，只有不需要基礎油也能安全使用在肌膚上的精油才能這麼做（也就是所謂的「無添加」精油）（請見 151 頁）。

• **滴在枕頭套**：這個可以幫助睡眠，或是夜晚放鬆下來。在枕頭的邊緣滴個幾滴，對稱處分別滴上。不管你翻身面向左邊或右邊，都能夠聞到香氣。用不介意有污漬的便宜枕頭套，因為基底油可能會染色。這個方法也很適合用在小孩身上。

• **使用棉球或手帕**：我有不少病患都曾在學校或工作場合體驗過焦慮，卻沒有拿出瓶子來聞過。若是這樣，我建議滴幾滴精油在面紙上，放在口袋或錢包裡。有壓力時就拿出來對著它深呼吸幾次。或者在夾鏈袋裡放一顆滴了精油的棉球。這樣能鎖住香氣。你只需要打開來聞一聞就好。商務人士可以在口袋裡放條手帕，用來擦擦鼻子，整天都能夠聞到精油。

- **蒸氣碗吸收法**：這是種直接且強烈的方法。蒸氣能快速讓精油蒸發，可以迅速被吸收進喉嚨、鼻咽和血流之中。你需要的是一個不鏽鋼或耐熱玻璃碗。裝滿燒開的水（不想要吸收到氯氣的話可事先過濾），加入一到兩滴喜歡的精油，太多會味道會太濃。閉上眼睛，或是使用泳鏡作為防護（沒錯，你孩子或室友可能會笑你）。拿條浴巾蓋住頭，彎腰面向碗，深呼吸。不要燙到自己！

- **蒸臉器**：網路上有很多可愛的機器能夠讓你在家蒸臉保養。蒸臉機通常有個塑膠部件讓你放臉。它們用作香氛療法也非常適合。用法跟蒸氣碗吸收法一模一樣。

- **薰香燭台**：你需要在燭台上加滿水。先試著加入六到八滴精油。蠟燭放在水盤下方，不然蠟燭的熱氣會太過強烈，可能會燃燒精油，而不是使之蒸發。你可以依照精油的種類強度以及房間的大小來調整精油用量。但是請務必小心，精油容易著火。

- **無水擴香儀**（cool air nebuilizing diffuser）：這種系統利用加壓空氣壓力來汽化精油。燈泡狀擴香玻璃當作集氣瓶，只讓最細緻的精油分子擴散出來。網路上販售各種亮麗造型的擴香儀。

- **擴香石法**：在石頭上滴一滴精油，繫在脖子上（沾精油面朝外），或是掛在車裡的後照鏡（我也有一個）。夏天效果最好，因為陽光的熱度能夠加熱石頭和精油，香氣分子便能擴散。

如果你戴在脖子上，就能整天隨時都享受到精油的好處。

•**睡前海鹽盆法**：取小碗倒入 1/4 杯海鹽片或是鎂鹽（Epsom salts）。選好精油在鹽碗中倒入 10 到 15 滴。把碗放在床邊。鹽巴能夠減緩精油的蒸發率，整晚都能夠散發香氣。

•**超音波精油香氛水氧機**：這類儀器利用空氣、水和超音波震動來擴散精油。機器會製造細緻的水霧，排到空中，因此也能當作加濕器。這種方法能讓精油分子保持在空氣中數小時。不會影響精油的療癒效果。

•**電子擴香儀**：這類小機器可以直接插在插座上使用。機器裡有小小的墊片，在上面滴上精油，放進設有風扇的加熱箱，讓香氣成分蒸散到附近的空氣裡。

•**汽車擴香機**：很多廠牌都替精油設計汽車擴香機，可以直接插在車裡充電器上。想像自己開車去上班或處理事情時，有一台味道很棒的車子，幫助你穩定情緒的療法就安穩的在車子裡，會是多棒的事情。

•**精油按摩**：精油是由許多小分子組成，能透過肌膚快速進入血流中。血管能夠迅速有效地流經全身，帶到細胞裡。幾小時後，他們就被代謝吸收，進入身體系統裡了。有些精油不需稀釋就能夠直接按摩在身上。純精油的純度大約是整棵植物的七十倍，所以諮詢芳療師哪些精油適合直接塗抹於皮膚。你也可以加入基底油來稀釋精油。精油塗在皮膚上，便能迅速被血管吸收。

有些地方的肌膚——腋下、頭、手心、腳底，都比其他部分較容易吸收。在這些肌膚位置塗上稀釋過的精油，施以溫柔的按摩。適當的稀釋如下：年紀大一點的小孩：1 茶匙基底油兌 2 到 3 滴精油；成人則是 1 茶匙基底油兌 3 到 6 滴精油。

· **腳底吸收法**：睡前用自己喜歡的精油（無添加或稀釋都可以），按摩腳掌。腳掌有身體最大的毛孔，所以能夠輕鬆吸收精油，不用幾分鐘就能進入血流之中。

· **取代香水**：與其使用市面上的香水，你可以利用精油打造專屬的香水。這樣還有雙重效果，不只讓你很好聞，還能夠平靜你的心情。混合喜歡的精油，擦在手腕、耳後、鎖骨和脖子兩側。上網買一些棕色玻璃滾珠瓶，隨身攜帶精油很方便。最好是加在基底油裡，但要小心別染到衣服。

· **噴霧**：在空氣中噴灑精油噴霧是最簡單、最快速改變周遭能量的方法。市面上有許多種精油噴霧，你也可以自己做。你只需要買一個玻璃噴瓶。加滿純水或過濾水，接著倒入幾滴精油。這裡有個簡單的作法：8 到 10 滴喜歡的精油兌 8 盎司的水。喜歡的話也可以加多一點。搖晃後試噴一下。多嘗試幾次，找出喜歡的比例（或者可以購買純露，雖然不是精油，但也有改善空氣的效果）。

· **熱敷**：這是個非常有效的方法，能夠減緩疼痛和急救使用。用熱敷來減緩慢性疼痛、肌肉痠痛、經痛，冰敷則可以減

緩腫脹、扭傷和頭痛。在滾水或冰水中倒入 4 到 6 滴精油。在水中放入一塊能夠吸收的布（像是純棉布或是羊毛），擠乾多餘水分，放在患部。最後在上面覆蓋毛巾或是用塑膠蓋住保持熱度或冷度。如果是熱敷，還可以在毛巾上方放上水瓶或加熱墊。

• **精油澡**：選擇喜歡的精油加入溫暖的浴池中。這也是清空瓶中剩下的幾滴精油的好方法。你還可以加入幾大匙的活化劑（分散劑 dispersant），像是海鹽或橄欖油，這些能夠幫助皮膚吸收精油。接著就是跳進浴池裡好好泡澡。不只是皮膚吸收精油，你還能聞到精油。一般保守的劑量是 5 到 10 滴混合 1/2 到 1 杯海鹽或是乳化劑（emulsifier）。（請閱詳讀 144 頁的「注意事項」。）

• **桑拿療法**：選擇 2 滴喜歡精油加入 2 杯水中，放在桑拿室裡。這是個吸收精油平靜效果的有趣方法。

-------------------------------- 可以吃精油嗎 --------------------------------

除非有合格健康醫護人員的建議，不然請勿直接食用精油。你需要知道什麼精油可以安全服用、劑量、使用頻率。可能必須花比較多錢在這種精油上，因為需要特地製造成適合口服。

選擇基底油

多數精油不適合直接塗在肌膚上，所以通常會跟一種叫作基底油的東西稀釋使用。通常是 98% 基底油加上 2% 精油。基底油容量、價格和品質各有不同。下列是五種最常見的基底油。根據價格和方便取得與否來決定你的基底油。

• **酪梨油**：濃稠、深綠色的油脂從酪梨果肉萃取而來，富含必需脂肪酸和脂溶性維生素，特別是維他命 A、D、E，鉀、卵磷脂。酪梨油非常滋潤效果很好，也常建議有敏感肌的人使用。不過如果你對乳膠過敏，可能也會對酪梨油過敏。建議在肌膚小面積測試過再塗在身上。酪梨油有絕佳的肌膚穿透分子，非常適合乾燥和脫皮肌膚。

• **金盞花油**：金盞花油是從金盞花用浸漬法得到的藥草油。這種精油很適合療癒肌膚，也用來淡化疤痕。乾燥肌膚的所有問題都能用它來改善。

• **荷荷芭油**：這種常見的基底油很接近自然的肌膚油脂，能輕易吸收，不會感到油膩厚重。荷荷芭油其實不算是油脂；比較像是液態蠟，因此讓荷荷芭油跟其他基底油比起來還要穩定，也適合用在嬰兒和敏感性肌膚上。像是乾癬和濕疹這類的肌膚問題也很適用。對於頭髮和頭皮也是很好的保養。荷荷芭可以單獨使用，也可以跟其他基底油混合當作基底。

• **橄欖油**：這種廚房常備食材是非常好的基底油。若要跟精油混合，建議使用清淡的橄欖油，因為初榨橄欖油有強烈的香味，會掩蓋寶貴精油的香氣。

• **水蜜桃籽油**：水蜜桃籽油有高度的必要脂肪酸，含有維生素 E，適合各種修復肌膚的功能，也適合塗抹在全身。

-------------------------- **我的無添加配方** --------------------------

稀釋無害，甚至還有益處，所以如前所述，不妨在一開始接觸精油時先稀釋再使用。多數精油都應該稀釋，不過下列幾種可以未經稀釋就直接塗抹在皮膚上，也就是「無添加」。不過，先在小面積肌膚測試，確定不會紅腫發炎還是較好——只需在手腕塗抹少許，看肌膚的反應即可

- 尤加利
- 檀香
- 乳香
- 綠薄荷
- 薰衣草

- 茶樹
- 胡椒薄荷
- 依蘭
- 羅馬洋甘菊

什麼樣的人該避免使用香氛療法？

有些例外得多加注意：

‧ 懷孕婦女應避免使用某些精油，可能會傷害胎兒。使用香氛療法療程前，請洽醫師認可。

‧ 有嚴重氣喘或是過敏史的人，應該聽從經過訓練的專業人士之指示使用精油，並且告知醫師完整使用情形。

‧ 高血壓的人應避免使用刺激性精油，像是迷迭香和穗花薰衣草。

‧ 動情激素依賴型腫瘤患者（estrogen-dependent tumors）像是乳癌、卵巢癌等，就不應使用類似動情激素成分的精油，像是茴香、洋茴香、鼠尾草、快樂鼠尾草。

‧ 正在接受化療的人若想嘗試香氛療法，應先跟醫師討論。

‧ 雖然少見，但香氛療法能引發像是紅疹、氣喘、頭痛、肝臟和神經傷害等副作用。若出現症狀請立即停用精油。

‧ 動物研究發現某些精油裡的活性成分可能會與特定藥物產生作用。研究人員不知道精油是否對人體有相同的作用。舉例來說，尤加利樹會降低特定的藥物效果，包含用來治療抽搐的戊巴比妥（pentobarbital），以及治療猝睡症（narcolepsy）和認識注意力不足過動症（attention-deficit hyperactivity disorder）的苯丙胺（amphetamine）。

・精油非常易揮發和易燃，請勿在火源附近使用。

　　精油是達到理想情緒的方法之一。精油能夠大大改善心靈健康，整體健康，以及連結感──不論是面對自己、他人，還是我們居住的這個又大、又美、又豐沛的星球。

第三部分

常保理想情緒的準則

7

假裝

人不為快樂而笑；人是因為笑而快樂。

——威廉·詹姆斯（William James）

養護好肝臟，身體也開始接受適應原，你也把情緒藥草和香氛療法帶進生活裡了，這裡還有幾種便宜（很多時候還是免費的）、簡單的步驟能夠讓好心情源源不絕，從改變心態到衣著顏色等等，範圍很廣。所以說，讓我們一起來從最簡單的理想情緒技巧開始：常保笑容！

待人良善

有個老拉比饒富智慧，因為能給予良好建言而廣受歡迎。一名女子問他：「我脾氣不好，我母親也是壞脾氣，就連我外婆也是如此。我該怎麼辦？」

「這個問題沒那麼複雜，」老拉比說，「多做好事。」

「什麼是多做好事？」女人生氣地吼他，「你沒聽到我說的話嗎？我就說了我脾氣很差。」

拉比微微笑，冷靜回答，「不必有好脾氣或感覺良好才能做好事。替別人開門、把碗盤清乾淨、就算沒什麼心情也能對陌生人微微笑、幫助有難的人……」

拉比在教女子變成不真誠的人嗎？這樣不就跟我們學到的事情背道而馳了嗎？那麼，在這個章節裡，科學顯示「假裝一下」──或是我們熟知的強顏歡笑──能在體內製造一連串正面化學反應，能真正幫助我們以及周遭的人感覺良好。

這是達到理想情緒的下一步。

先說好，我不是建議你壓抑自己的感覺。那樣很不健康。但你可以暫時停止負面思考，就算感覺可能糟透了，但還是試著做點好事。這跟壓抑自己是兩回事。就像這章節所說的「假裝一下」，即使在情緒化和難過的時候，都能夠幫助你往後解決負面情緒。

日行一善

　　就算只是假裝出來的，日行一善還是會替你和別人的生活帶來很大的不同。下面講一個我最愛分享的經驗，正好就在說明這個論點。當時是我懷老五的第八個月。我站直才一百五十公分出頭，但肚子卻比沙灘排球還大（看起來就像隨時要跌倒一樣）。廚房快沒東西了，我必須去採買食物。但保母都沒空，我只好帶著小孩一起出門。然後呢，我大腹便便走在街上，用雙人推車推著兩個小的，老大老二則分別跟在推車兩邊跑來跑去，一行人往店家前進。

　　忽然間，大雨降了下來。這下我的淚水湧了出來。還有一間店要去，才能夠買齊晚餐的食材來餵這些馬上就要喊餓的孩子。孩子開始吵著要回家，但我還是得買最後幾樣東西。

　　除了大雨之外還有什麼讓我更挫折的嗎？我可以想見自己的焦慮，不知道該怎麼進入那小小的傳統雜貨店，並沒有像超市那樣有自動對開的門口。我本來打算帶著四個小孩，轉個一百八十度，用後背來開門，倒著進入商店。就在雨勢開始轉強之際，我站在商店前面，思索自己的困境：要不要嘗試進去呢？一名年輕婦人從我旁邊經過，開門，接著當著我的面把門甩上。我被她無心之舉搞得絕望透頂，又失望又難過。

　　接著一名年約十六歲的少年走來，顯然在打量我的處境，

他開口說：「幫你開門好嗎？」我又哭又笑起來（再度讓我家孩子覺得很丟臉），在他的協助下，我開心地走進店裡。我對少年笑著說：「天哪，你是我的超級英雄！你的外套下面藏著披風吧？」他看似一個舉手之勞，就讓我高興得不可置信，我敢說這個人的小舉動就消除了我體內的皮質醇。就算二十五年後，想到這件事我還是會笑。

所以說，一個小小的舉手之勞能改變人生嗎？甚至不只一個人的人生？當然可以。那個年輕人幫助我之後發生了這些事：我冷靜多了，對孩子也比較有耐心。我沒在店裡吼小孩。因為我沒有吼他們，他們也因此沒吵架。因為我很高興，我對他們笑臉相迎，還給他們每人買了個小禮物，因為我答應他們如果願意乖乖冒雨走回家就會有獎勵。到家後，因為大家都想玩新玩具，所以都很配合。因為他們很平靜也忙著玩樂，我有時間能夠準備晚餐，代表老公回家前，不只有熱騰騰的飯菜在桌上，我們還都心情很好。而製造這一連串好心情的，不過就是一個陌生人的善行。

如果那個年輕人沒有及時出現，故事情節就會大大不同。重點不是他想不想幫助我，最重要的是他做了一件善事徹底改變了我的一天！這個男孩幫助了我，也幫助了他自己。看見我高興至極，接受我的感激之情，他也感受到催產素（oxytocin），也就是「感覺良好荷爾蒙」。

所以說，鞏固情緒管理的第一步就是不管怎樣都多做善事。佛德曼拉比（Rabbi Manis Friedman）著有《親密之樂》（*The Joy of Intimacy*，暫譯），他就用了個很好的例子，說明人的感覺跟人的善行本身相比並不重要的原因：想像有個「又窮又餓的人來敲門。對他來說你『覺得』如何，或者你給他多好的建議都不重要。那個當下他需要的是食物。如果你給了他所需要的東西，不管你的『感覺』為何，你就做出了適當的回應。行動終究是比感覺更鏗鏘有力。[1]」

------------------------------ **多做善事的好處**[2] ------------------------------

根據日日行善基金會（Random Acts of Kindness Foundation），多做善事有益身心健康的原因如下：

• 舉手之勞便能增加愛的荷爾蒙：你甚至不需要實際行動。光是見證善事就能產生「愛的荷爾蒙」催產素，有助於降低血壓及促進整體心臟健康。催產素也能夠增加自信，保持樂觀。

• 舉手之勞能夠增加活力。有項研究說大約半數受試者在助人之後都覺得更加強壯有活力；不少人還說自己情緒較冷靜也較不憂鬱，自尊也比較高[3]。

• 施予他人能夠減少憂鬱，增進身心健康。這是根據凱斯西儲大學（Case Western Reserve University）醫學院波斯特

醫師（Stephen Post）的說法，他擔任無盡之愛研究協會（the Institute for Research on Unlimited Love）的理事長。[4]

• 擔任志工的人身體較為健康。助人已知能夠保護總體健康，比治療心臟病使用的日服阿斯匹靈，效果好上兩倍。另一研究顯示五十五歲以上替兩個以上機構擔任志工者，早逝的機率會大大減少 44%，這是排除其他可能因素如生理狀況、運動、性別、婚姻狀況和不良習慣（如吸菸）。這比每週運動四次或是上教堂都要有效[5]。

• 常保良善的人，其皮質醇比起一般人少 23%。

• 這些人的老化速度也慢兩倍。

• 這些人也比較不會焦慮。英屬哥倫比亞大學有一項研究，讓一群高度焦慮的人一週至少做出六件善事。一個月後，結果顯示正面情緒、關係滿意度顯著增加，社交規避焦慮也減少許多。[6]

好消息是：善良是能夠教導與學習的。甘地就說過，同理心是愈使用就愈強壯的肌肉。海倫・翁（Helen Weng）是威斯康辛大學麥迪遜分校身心保健調查中心的研究員，他也證實了這項說法。「這就跟重訓一樣……我們發現人們真的能夠建立同理心『肌肉』，並且用關心和想要幫助的渴望，來回應他人的痛苦[7]。」所以說，儘管做吧。練出一塊隨手日行善舉的肌肉吧！

就算沒心情，假裝一下。接受善行的人不會知道的，多數時候甚至不重要──因為接著你們的感覺就會好很多了。先從一天一件善事做起，然後再試著增加到三件。你不太可能帶來世界和平，但是可以讓孩子免於被吼、讓老闆不會無緣無故解僱員工、朋友不會對朋友無理取鬧──那個朋友可能是你！

換上快樂的笑容

科學顯示就算你的心情很糟，臉上換上笑容，身體的神經化學就會改善。西元十九世紀，達爾文和美國心理學家威廉‧詹姆斯都認為，臉部表情不只是情緒的結果，事實上也可能是造成情緒的原因[8]。現代科學也已部分證實，人的表情直接連結到大腦的情緒中心。微笑是臉部反饋的形式，可改善情緒。

一九六〇年代，當時還是羅徹斯特大學研究生的賴爾德（James Laird）靈機一動，告訴一群學生他想要紀錄各種情境下他們的臉部肌肉活動。他在測試者的嘴角、下巴和眉間貼上電子貼片。貼片連接著一台看似正式、實際上卻是沒有功能的空機。接著賴爾德告訴學生放鬆和繃緊指定的臉部肌肉。「現在我希望你們能夠皺皺這裡，」他一面說一面指著一名受試者的眉毛。「把眉毛擠在一起然後垂下來。」接著他又指著同一個受試者的兩側下巴，「現在動一動這裡。咬緊牙齒。」他一步一步指導受

試者做出他想要的表情——不是生氣就是開心的表情[9]。

賴爾德在隨後更複雜的實驗裡，替三十二名大學生連接上假的電子貼片，騙他們做出皺眉或微笑後，他讓受試者用一到九來評價漫畫，從「一點也不好笑」到「讀過最好笑的漫畫」來打分數。他計算得分，臉部表情一說似乎可行：皺眉的受試者給卡通的平均分數是 4.4，擠出笑容的受試者則覺得同樣的卡通好笑多了——平均分數上升到 5.5[10]。

研究也顯示光是嘴巴做出微笑這個動作（就算只是裝出來的）也會改變神經化學。史蒂芬生（Sarah Stevenson）便在雜誌《當代心理學》（Psychology Today）寫到：「每次微笑大腦裡就是在開一個小小的感覺良好派對。」她解釋微笑能夠啟動神經肽釋放（神經肽是讓神經元相互溝通的分子），能有效擊退壓力。「當人快樂、悲傷、生氣、憂鬱和興奮時，神經肽都能夠促進體內溝通。當笑容閃過臉龐時，『感覺良好』的神經傳導分子像是多巴胺、腦內啡、血清素等便會被釋放出來。[11]」

微笑不只能放鬆身體，還能夠降低心跳和血壓。如同史蒂芬生在《當代心理學》解釋道：「微笑釋放的血清素成了百憂解、強心針。現今許多藥用百憂解其實都是在影響大腦的血清素量，不過只要一個微笑，不必擔心副作用，也不需要處方籤[12]。」

賈瑞醫師（Dr. Christian Jarret）是《大腦之謎》（*Great Myths of the Brain*）的作者。他在《紐約》雜誌報導了認知神經科學研

究員佛斯特博士（Dr. Bettina Foster）和團隊的新研究，該團隊探討的是：微笑時，表情變化不只改變了自己的情緒，甚至也可能改變了我們感知他人的情緒。為了探討這樣的可能性，該團隊使用腦波圖（electroencephalography，簡稱 EEG），讓二十五位受試者觀看各種面孔的照片，有微笑也有面無表情，並記錄下他們的腦波。他們注意到腦內電子活動出現兩次波動高峰，通常在看完一張表情照片後，會出現 150 到 170 毫米的波度。「這些高峰只出現在處理臉部表情的時刻，而有情緒的表情會比面無表情的照片來得顯著，」賈瑞醫師解釋道 [13]。

團隊還發現，如果受試者本身也面無表情，看見快樂的表情後，比起面無表情的照片，波動會更加顯著。不過，最值得關注的是，當受試者微笑時，「不管看到的是面無表情還是微笑表情，他們的神經活動都會增強。換句話說，當受試者微笑時，大腦處理了部分或所有的神經表情，就像看見有人在笑一樣 [14]。」

所以說，就算只是假裝出來的笑容——微笑真能幫助你控制情緒嗎？答案顯然是肯定的。就算一整天都很衰，試試笑著撐過最糟糕的時刻。如果整天臉上都帶著微笑，那麼你就會讓心情往快樂的方向過去。不只如此，你的笑容可能同時促進了他人大腦釋放多巴胺。這樣，才是真正展現了微笑的力量 [15]。

你可以學習假裝微笑。試試看。走進一間商店，朝遇到的人投以微笑。也教導孩子微笑。這會是給他們的好禮物。當然，你

可以告訴他們在某些時候，「假裝」沒有關係。舉例來說，帶著七歲的孩子到養老院去探訪病人。孩子可能不「想要」好好對待那些看起來很恐怖的人。這時你的理想情緒建議會提出什麼建議呢？「笑就好了。就算只是裝出來的，微笑會讓老人家覺得好一點。」

如果你發現微笑很難，試著跟小孩子相處，因為他們微笑的頻率比大人高多了。平均來說，小孩一天會笑四百次。快樂的成人一天笑四十到五十次。那麼其他的人呢？如果一天笑二十次算很幸運了。通常一天只有七次……而且脾氣不好的成人一天只會勉強擠出一個笑容 [16]。

-------------------------- **為什麼要練習微笑？** --------------------------

• 讓你看起來像人生勝利組。研究指出時常微笑的人表現得較有自信，也比較有可能獲得升遷，甚至更有可能被信賴。

• 讓你更容易親近。人比較容易跟笑臉盈盈的人講話。他們看得出來你周圍沒有築起高牆，因為看起來敞開心胸，別人會覺得比較安全。

• 比巧克力的效果還好。微笑能夠刺激大腦的獎勵機制，就連巧克力都無法匹敵。

• 微笑能傳染：如果你對別人微笑，就算他們不想，也很難

不微笑。微笑得愈多，他人報以的微笑也就愈多。對心情不好的朋友試試看吧。

- 能夠讓接受微笑的人感覺良好。（也是一種日行一善？）
- 能夠釋放腦內啡和血清素。研究報導微笑能夠釋放這些自然減痛劑和百憂解類的大腦化學成分。
- 能夠改變情緒。就算是最困難的時候，如果你在有點憂鬱的時候微笑，就能夠改善情緒狀態。
- 能降低血壓。事實證明，微笑時血壓會降低。
- 能夠提升免疫系統。微笑有助放鬆，能夠刺激免疫反應。
- 能夠讓你更加健康。常保微笑的人似乎壓力荷爾蒙的程度較低，也有比較健康的心臟。
- 讓人留下深刻的印象。研究指出人比較可能記得微笑的臉孔。
- 能夠建立危機處理機制。笑口常開的人比較有能力處理壓力和生活劇變。就算是假裝出來的笑容，最終還是能夠較為妥善地處理壓力。
- 能夠改善工作環境。雖然很容易就假設快樂來自於工作上的成功，但其實不盡然。許多研究指出快樂事實上來得比事業成功早。是那些找到理由繼續微笑的人，在工作中找到了好成果。
- 微笑能夠建立較好的關係。微笑有助於減少衝突。
- 能讓人看起來更年輕。研究員請受試者猜測照片中陌生人

的年齡。受試者時常認為微笑的人比實際年齡看起來還年輕。

• 能讓你更迷人。有關魅力的研究指出，笑臉時常被認為較有魅力。因為你正在釋放自己很放鬆、真誠、有趣而迷人的電波。人自然而然會被吸引過去。

• 微笑很簡單。皺眉需要用到 43 條肌肉，但笑容只需 17 條。

你讓我笑了！

想要再假裝得多一點嗎？要學會大笑，就算沒什麼好笑的事情都要笑，因為笑聲能夠幫助你控制情緒。什麼？瘋子才沒事大笑吧？我有個病患蜜雪兒，當時她的狀況很糟糕。她坐在診間沙發啜泣，流下兩行黑色睫毛膏淚水。她淚眼汪汪地說：「若不是這事情發生在自己身上，還會以為在看鬧劇呢。」接著她忽然止住哭泣，看著我，然後迸出壓抑不住的笑聲。你猜怎麼了？笑聲會感染人的，我也開始笑了。我們大概笑了二十分鐘吧。我們笑個不停、東倒西歪，腰都疼了。更多的黑色淚水流下蜜雪兒臉頰，但這次是歡笑的淚水。

「剛才是我這兩年來最快樂的事情了！」蜜雪兒終於能喘口氣抹去淚水。那一刻我才明白，很多時候我們拼命分析、分析、

分析，但我們真正需要替情緒、身體、靈魂所做的，不過就是放聲大笑而已。

達到理想情緒的途徑，笑聲是其中一個最獨特、最經濟實惠、也最簡單做法。大笑也是最好的肌肉放鬆管道，它能擴張血管，將血液送到微血管和全身肌肉。放聲大笑也能夠減少壓力荷爾蒙腎上腺素和皮質醇。當我們大笑時，心理的思考過程並沒有意識。所有的感官會自然不費力地結合起來，在那一刻是和諧、平靜沒有壓力。

跟蜜雪兒共度大笑嘉年華後一週，我正在家裡準備大型派對。客人再過一個小時就要到了，但我家忽然爆出危機。我女兒的房間裡傳來震耳的音樂，屋裡全是樂高積木倒地的聲音。「你死定了！」十歲的兒子一面大吼，一面追著那個尖叫八歲的小孩在房裡跑來跑去。

「那是我的車車！」三歲的小孩尖叫起來，戰火開打，他開始跟六歲的哥哥打起來。

「我的手機呢？」我女兒一面碎唸，一面把客廳搞得天翻地覆，「我在等一通很緊急的電話……」她咕噥著，把沙發上的枕頭丟得到處都是。

廚房裡放著廣播員報導目前的交通堵塞情形，瀰漫著雞湯、辣味沾醬、剛烤好的麵包、燒焦的雞肉味道。「燒焦的雞肉！」我尖叫著，從那個最不優雅的浴室清潔跪姿驚慌失措地爬起來。

災難釀成──三隻冒煙的全雞從烤箱拖出來時，它們都完全烤焦了。但我沒時間哀悼眼前的損失。

因為忽然之間，我注意到的是一片寂靜，安靜過頭了，我知道事情不對勁。我衝到客廳，發現五個男孩把飯桌搬到牆邊，客廳整個地板灑滿痱子粉。「媽，你看，我們在溜冰！」六歲的孩子臉上發著光，滑過地板。接著，我的眼神落在其他四個共犯身上，他們的臉、手、黑色的襪子、新買的黑色褲子全都是白色粉末。他們開始「溜冰」來來去去，笑得很大聲。畫面就像是天鵝湖和冰上曲棍球比賽的綜合體。

我的心臟開始狂跳。我感覺到胃裡出現一個洞。我可以感覺到馬上就要進入有名的「媽又要大抓狂了」狀態。我把頭往後一甩，準備來個河東獅吼，但我只是慢慢走向沙發，抱起最小的寶寶──十五分鐘前我才幫她洗澡，現在又因為葡萄乾全身黏答答的──接著笑了起來。一開始還是慢慢地笑。接著笑聲加速，音量加大，等到我回過神時，笑聲已經是持續不停且音量很大。

孩子慢慢聚集過來，不可置信地看著我，「她怎麼了？」大兒子問。

「她是在笑還是在哭？」大女兒問，把臉靠過來。

二兒子插嘴，「我沒看過她這樣。」

幼小的孩子開始咯咯笑了起來，但年紀大一點的兒子卻想著「要不要叫救護車？」

到了這個時候，我笑得太用力，淚水從眼眶裡湧了出來，幼小的孩子都沉浸在我的笑聲當中。「沒事，」我讓老大老二安心，「這只是個實驗而已。與其吼你們，我試著在這些小混亂中找些樂趣，在快要爆炸的時候大笑。」如果事情真的非常糟糕，我當然不會笑出來，但生活中有太多的困難其實並不是那麼嚴重，只是壓力很大而已。「我想跟你們分享歡樂，不是對你們大吼大叫。」我告訴他們。

老大老二看起來鬆了一口氣。接著他們也噗哧一聲、咯咯笑了起來，最後加入幾個小的，一起痛快大笑。我們全笑在一起五分鐘，接著自然而然地停了下來。看著那些盯著我看的可愛臉蛋。「好啦，孩子，還有四十五分鐘客人就要來了。我想就倒點柳丁汁在雞肉上，然後叫它『法式橙汁焦雞驚喜餐』。」大女兒抱起寶寶，大兒子、二兒子則來廚房幫忙。我請小男孩們清掃溜冰場，大家全都團結合作。

我知道晚餐派對絕對會很棒，同時我的孩子都還在笑著，而不是因為我吼他們而傷心難過。

所以說該學會假裝大笑嗎？我的答案是肯定的！就像微笑，臨床研究顯示，身體無法分辨「假裝」和「真實」的笑聲，而且仍舊能夠享受生理和情緒上的好處。這也是確保自己吸收很多氧氣的好方法，讓身體好好的有氧活動。大笑研究的先驅佛萊（William Fry）就說使用健身器材划船機十分鐘的心跳率，才能

比得上大笑一分鐘[17]。大笑似乎還能燃燒卡路里。范德堡大學研究員布瓊斯基（Maciej Buchiowski）做過一個小研究，測量大笑時消耗的卡路里。結果顯示大笑十到十五分鐘能燃燒 10 到 40 大卡[18]。除此之外，研究員也相信，開懷大笑伴隨一長串的吸吐氣，能夠造成腹部肌肉的疲勞，這反而能刺激腦內啡釋放（這通常是像是跑步或是按摩的接觸等生理活動才會觸發的）。

-------- **就算沒什麼好笑的，為什麼還是要學著大笑？** --------

• 大笑能夠放鬆全身。真心暢快的大笑能夠舒緩生理的緊張和壓力，讓肌肉放鬆長達四十五分鐘。

• 大笑能夠提升免疫系統。大笑能夠降低壓力荷爾蒙，增加免疫細胞和對抗感染的抗體，因此能夠增加疾病抵抗力。

• 大笑能夠引發腦內啡的釋放。身體自然的感覺良好化學成分：腦內啡，能提升整體身心健康，還能暫時緩解疼痛。

• 大笑還能保護心臟。大笑能夠改善血管功能，增進血液循環，因此能夠防止心臟病以及其他心血管疾病。

• 大笑能夠燃燒卡路里。當然還是不能夠取代上健身房，但每天大笑十到十五分鐘，就能夠燃燒 10 到 40 大卡的熱量，如果整年下來，每天都規律大笑，那可足以減掉 1 到 2 公斤呢。

• 大笑能夠減輕憤怒的重量。沒有什麼比一起歡笑，更快

降低憤怒和衝突的了。看看有趣的那一面能讓人換個角度觀看問題，也能讓你離開對質衝突，不會緊咬著憤恨或厭世。

• 大笑說不定還能讓你活得更久。挪威研究發現有良好幽默感的人，比不常笑的人長壽得多。在癌症病患身上的差別尤其顯著[19]。

如果覺得大笑很難，試著跟小孩子相處，看看他們。他們大笑是用整個身體在笑的。

開始掌控自己的思緒

馬捷思齊拉比（Rabbi Shloma Majeski）著有《通向喜樂的守護之道》（*The Chassidic Approach to Joy*），也是知名的猶太哲學講師，他曾說人時常認為自己的情緒無法控制。因為有這個錯誤認知，人會向負面感覺和情緒投降，像是悲傷或憂愁這樣的情緒似乎掌控了自己的生活。

但是馬捷思齊拉比也教導我們，情緒來自心靈。我們思考事物的方式，決定了對這些事物的感覺。「因為心靈是通往心的關鍵。人能選擇思考的事物。選擇不用憂鬱的想法影響心靈，負面情緒便不會找上門。如果我們把心靈專注在生活和未來的正面思考上，那麼心中自然會感覺正向輕鬆。[20]」

馬捷思齊拉比的哲學觀，與認知行為治療（英文簡稱CBT）遙相呼應，後者是使用適當的藥劑，有時搭配藥草，是治療臨床憂鬱症的有效方法。認知行為治療的中心思想是：自我貶低的思緒會影響情緒；反過來說也是一樣的，如此的情緒也會影響思緒。這類心理療法的重點就是干擾貶低自我的想法，隨後就會停止負面情緒，有助於消除憂鬱症[21]。

　　這讓我想起大屠殺倖存者弗蘭克（Viktor E. Frankl）深刻的真理。他在回憶錄《活出意義來》寫到：「人的所有事物都能被拿走，只有一樣東西拿不走：就是人最後的一點自由——在既定環境下選擇什麼樣的態度、選擇什麼樣的人生。[22]」人都有能力選擇笑容，而非淚水；選擇微笑，而非皺眉。有時候，就算是絕望的情境，也能夠說服或是靠想像力讓自己走出來。

　　一開始，女兒狀況最不安的兩週，我深陷在絕望之中，只好尋求治療師的幫助。我平常算是樂觀的人，但就是卡在平心靜氣循環的右側——挫折、易怒、生氣、難過、害怕——找不到出口。治療師昭斯能醫師（Dr. Tobi Zausner）是《高牆成為出口》（*When Walls Become Doorways*，暫譯）一書的作者，他認為若我能學會自我催眠，當家裡受危機籠罩時，便能幫助自己冷靜下來、不至慌亂。這是長久之計：有需要時，我就能夠幫助自己，畢竟女兒的狀況何時才會改善、會不會改善、要處理這樣的苦難多久，都沒人知道。所以他的建議很有道理。

昭斯能醫師請我脫下鞋子、平躺在沙發上、閉上眼睛。她教我讓橫隔膜往上深呼吸才能徹底放鬆。等到我的呼吸出現規律後，她又帶領我做引導式圖像訓練（guided imagery exercise）。首先，昭斯能醫師叫我想像自己的心眼走下階梯。她要我一直往下走，走啊走啊，走到我走到自己想像出來的可愛戶外空間。

　　她解釋那是個我喜歡的地方，待在這裡很安全、很安心——老實說那真的是我小時候住家附近的公園。我在公園裡閒晃，接著躺在橡樹下的毯子上休息。這是我的「避難所」——一個安靜祥和、有需要就能去的地方。那地方能刺激我的感覺良好的荷爾蒙，讓我能更妥善控制心情。我待在那裡一會兒，沉浸在一股深刻的身心靈充滿的感覺裡，這樣的感覺我已經有好幾週未曾體會了。我比較少發狂似的焦慮、也比較踏實了點。我的心靈平靜下來。謝天謝地。

　　療程結束時，我原路爬上階梯，睜開眼睛，迎向新的現實世界。我的確得以掌控自己的部分狀況。就連身處在醫院刺眼的光線和難以忍受的聲響中，我都能夠安撫自己。

　　我在假裝嗎？講起來的確是，畢竟真實世界裡什麼也沒有改變。不過至少我有了能夠改變態度的工具，來面對週遭事物，而這對我來說就是全世界。或許也能幫得上你。

善用直覺，到達理想情緒

訓練直覺：讓心裡那小小的聲音告訴你該說什麼、該做什麼決定時，相信它。

——國際導演伯格曼（Ingrid Bergman）

「女人的第六感」這個詞，長久以來都被當成是女人擁有的一種無法解釋、毫無邏輯，卻有點怪異的智慧。直覺被簡化定義成無來由、無邏輯地知道某件事情。露安‧布哲婷博士著有《女人的大腦很那個……》（The Female Brain），她對此定義稍加修飾，並專用在女性經驗上：「女人的第六感包括記住和感覺情緒、強化的感官、對聲音尤其敏感，還有靈媒般的能力，能夠在某種情況發生前就有了瞭解。[1]」

女人真有這種「第六感」嗎？或者我常用的詞「自我直

覺」。沒有人真的瞭解直覺的運作方式和原因。但每個認識至少一個女人的人都會說，女人的直覺真的存在。多年來和這麼多女人相處，我觀察到這個特質在青少女時期、生產後和更年期之前特別敏銳。隨著年齡增長，女人的直覺會為她贏得「女智者」的頭銜。在古老的文化裡，這樣的女人會受到所屬群體的讚揚和尊崇。可惜的是，這樣的特質已不再受到重視。我也發現直覺是種隨年紀增長而成熟的天賦，但許多女孩並未被教導這樣的觀念。因此她們並不相信自己的直覺，花很多時間排斥直覺，而不是去傾聽它。

為什麼相信自己的直覺這麼重要，這又會如何幫助你達到理想情緒呢？我相信與直覺連接，有助於掌控人生，也就有助於改善情緒。我聽過太多關於女人的直覺成了救星的故事。像是我的一名門診患者艾瑪在家裡生產。生產過程堪稱平順，她兒子的阿普伽新生兒評分（Apgar scores）結果也很好（新生兒產下後一分鐘和五分鐘，分別從外觀、脈搏、哭臉、活動、呼吸等五方面判斷其健康狀況）。但隔天早上，艾瑪覺得小寶寶狀況不太對勁，就打給助產士。在助產士的建議下，艾瑪立刻跑去找小兒科醫師。醫師檢查了嬰兒後，認為他的健康無虞。隔天助產士回來探視，艾瑪又說自己覺得孩子狀況不太對勁。助產士推薦找別的小兒科醫師，但醫師還是認為嬰兒很健康。到了第三天，艾瑪已經瀕臨發瘋邊緣，助產士便把她和寶寶一起帶去急診室。

幸好，艾瑪不顧兩名醫師的誤診，直覺告訴她情況不對，她決定相信自己的直覺。到了急診室，她兒子被診斷出有心臟疾病，便緊急動了手術。她的直覺沒錯，她有能力不被那些「知道的比她更多」的人左右。事後回想起來，艾瑪告訴我，沒人相信她的當下，自己愈來愈沮喪。她對其他的孩子抓狂，覺得自己馬上要爆炸。但寶寶得到正確的診斷後，也就是艾瑪的直覺受到肯定後，她便感覺情緒上穩定多了，即使這代表著自己的心肝小寶貝必須承受心臟手術。

直覺對人生的各方各面都相當重要，包括工作。最近跟朋友美樂蒂聊天，她也心有戚戚焉。美樂蒂講起自己行醫生涯中的各種峰迴路轉。她解釋道：「醫學院畢業後，多數實習醫生並沒有特別專精的領域，所以每個人必須找到自己『配對』的領域。」經過不少駐院經驗後，她找到了喜歡的職位。主管很棒，她也非常喜歡同事。某天早上，那裡來了個新主管。聽說他是個天才，能夠提升門診。大家都很期待，但美樂蒂在這個人身邊就是很不自在。雖然她很愛這份工作，但就是覺得事情不太對勁，所以她調到別的地方。隔年政府因詐欺勒令她的前東家停業。前同事都因為那個經理瀆職遭殃。美樂蒂雖然替他們難過，但也慶幸自己順從自我直覺，逃過了剛起步的職涯裡可能遇到的巨大衝擊。

拒絕的代價

　　當女人用否認或忽視自己的直覺來度過人生時，常會做出很差的決定，而且她們明知道自己可以避免這種情形發生。她們或許真有某種感覺，但是對於直覺這個美好的天賦感到惶恐或無知，便會輕易被醫生、家人、廣告商或是同儕壓力左右。

　　難過的是，忽視自我直覺不只是傷害了自己，也時常傷害了心愛的人。最後所有人都覺得失望難受。想像一名母親感覺到某個老師不適合自己的孩子。但她選擇不去聽從自己內在的聲音，接受了周圍的人的評價，堅持這個老師是「最好的」。可是幾個月後，她巴不得痛打自己，因為自己沒有聽從內在的警告系統。這下孩子受苦了。

　　或者，想像一下備受矚目的新人經理阿妮塔，遇上了有壞氣場的新同事傑夫。因為阿妮塔早就習慣忽略自己的第一感覺，她說服自己別管那個討厭的感覺，想辦法去「喜歡」傑夫。後來傑夫背叛她，阻擋她升遷，她回想當時，語帶懊悔：「我當時就知道不能相信他。」嗯，一開始怎麼不順著那感覺走呢？

　　這些情況都可以避免的。你只需要相信自己的直覺──當你感覺事情不太對勁時，可能就是不對勁。我遇過許多病患慢慢和我熟稔起來後、開始欣賞這項天賦、讓自己相信直覺，最後便會學到自己的直覺總沒錯。當她們向我坦白，並與我分享內在聲音

告訴她們的事情，身為藥草師和順勢治療師的我，工作起來便格外輕鬆，因為這讓我們能夠針對問題，找出更為迅速又無壓力的解決方法。

加州大學洛杉磯分校精神學系臨床助理教授歐洛夫（Judith Orloff，MD），著有《直覺療法指南：五個步驟教你達成完美的身心性靈》（*Guide to Intuitive Healing: 5 Steps to Physical, Emotional, and Sexual Wellness*，暫譯），她在書中寫到：「女人的直覺是力量的來源。這個神秘的力量出自於喚醒直覺，相信直覺給人生的指引。學會相信直覺，女人能夠更加堅定地相信自己，做出直覺指引出的最佳決定。[2]」

這麼說來，為什麼對我們來說，跟著最初的直覺走，反而比向周遭的人妥協還要困難呢？我認為多數人終其一生抗拒直覺，是為了被大眾接受和尊重。這只是個人的難題嗎？還是社會運行的方式呢？

你的「第二個大腦」：直覺的生理學根源

《英國心理學期刊》（*British Journal of Psychology*）出版一項研究，研究人員認為大腦根據過去的經驗和外在線索來做出決定，這樣的過程就是直覺的定義，這個過程之迅速，反應尚處在無意識的階段[3]。但人的直覺只能依靠過去的經驗形成嗎？這個

「身體的直覺」是什麼？只是大腦裡內建的東西嗎？

實際上，感覺、直覺這些老掉牙的詞，以往用來描述不假思索的決定，現在有了科學的背書。人的「直覺」有自己的神經系統，叫做腸神經系統（enteric nervous system，簡稱 ENS）。這個複雜的網絡有大約一百萬個神經細胞貼著腸道。腸神經系統有時又稱作「第二大腦」，在女人懷孕期間，確實發展出類似中樞神經系統（大腦和脊髓）的纖維。這也是為何腸神經系統在結構和化學上與大腦為平行結構[4]。

腸神經系統裡的神經元能處理的不光只有消化，還有思緒。教授歐洛夫解釋：「腸胃就像大腦一樣，裡頭也有神經傳導物質，會針對當下環境的刺激和情緒做出反應。當神經傳導物質活動起來，腸胃便會有翻攪或不適感。」

研究人員的論點是，這種向大腦傳送訊息的「腸胃反應」，在直覺這件事情上扮演重要角色[5]。正如黑赫茲（Adam Hadhazy）在《科學人》雜誌寫道：「腸道裡的這個小腦袋，與頭顱裡的大腦袋連結在一起，決定了部分的心靈狀態……[6]」

艾莫隆・邁爾醫師著有《腸道・大腦・腸道菌：飲食會改變你的情緒、直覺和大腦健康》，他說：「這個身體系統太複雜了，不可能只演化成把東西清出腸胃而已。[7]」科學家驚訝地發現，腦神經中主要的迷走神經（vagus nerve）裡有 90% 的纖維會把訊息從腸胃帶到大腦，反之不然。科學家把這樣的腸胃反應描

述成自發且無意識的想法，而反射性的想法需要有意識的分析，也會需要更多的努力。

女性的優勢

那麼，這跟「女人的直覺」又有什麼關聯呢？雖然千年來始終保持神秘面紗，但科學證實女人在這方面的優勢。布哲婷博士（Dr Louann Brizendine）在《女人的大腦很那個……》一書裡寫道：「根據大腦掃描研究指出，女性大腦裡能夠追蹤腸道感覺的部分，體積較大，也比較敏感。因此，女性的腸道感覺和直覺是有生物學根據的。[8]」

布哲婷博士還教導我們，女孩是如何發展這項能力的。她在《紐約時報》的訪談中說：「由於擁有較大的大腦溝通區塊，女孩天生就較擅長閱讀面孔和聽辨人類的聲音語調。女孩小小年紀就已經能夠聽出母親口氣中些許的嚴峻，知道自己不能打開塞滿炫目包裝紙的那個抽屜。但你得實際上阻擋男孩，以免他毀了聖誕節的包裝。不是因為他沒在聽媽媽的話，而是生理上他就是沒有聽出相同的警告語氣。[9]」

迪亞德（Sherrie Dillard）著有《找到真正的自我》（*Discover Your Authentic Self*，暫譯），她說：「在日常生活裡，直覺的運作通常都不會讓人察覺到。心愛的另一半在房子裡某個角落，還是

在遠方忙得焦頭爛額，我們都能知道，就連孩子的藉口、甚至修車黑手的估價誠不誠實都能感覺得出來。[10]」

如何增強直覺

科學家開始證實女人有直覺能力雖然很好，但女人得能使用直覺，並且學習徹底擁抱直覺。

那麼現在該怎麼做呢？有些人已經壓抑天生下來的直覺自我太久，有些人貌似喪失了這項能力。但我相信只要再稍加練習，便有可能再度連結起來。而且，假使能時常使用、正確使用，直覺便能夠成長，再度成為第二天性。下面是一些建議，有助於讓你更接近直覺自我，讓它再次成為值得你信賴的朋友。

用間諜的方式思考

我教病患「用間諜的方式思考」。我的意思是，希望他們有間諜的觀察技能。間諜必須具有高度觀察能力，他們也特別需要專注在意識上，因為關係到生死。間諜為了自己的安全，也時常保持警覺，有精確的視覺接受能力和不受阻撓的聽力。間諜能夠阻隔混亂的思緒，學習觀察四周。他們能收集相關的訊息，也就是他們的工作能被稱作情報的原因。

你必須像間諜一樣，透過訓練，學習收集、評價和傳播重要訊息的方法，發展出敏銳的感官。也得培養注意細節的能力、彙

整和取得有意義和有關聯的資料庫。你得訓練自己的觀察技能，將訊息精確詮釋，轉換為自己的直覺。

你還得快速掌握所謂的「狀況認知」（situational awareness），也就是把自己調整到適合該環境的心理狀態。這樣你就會知道必須遠離什麼樣的人和事情，遇到困難時誰能幫得上忙。

這個練習會教妳處在當下，別去想接下來打算完成的十件事情。一旦學會了，便能掌握到直覺給你的線索，所以慢慢來，享受一番。

下面是發展這些新技能的方法：

1. 到了新環境，先花點時間觀察四周。

2. 從身處的空間開始。慢慢觀察，注意看看牆壁的顏色、擺設裝潢、氣味和光線。讓該空間裡的一切全都滲透進你的視線之中。接著閉上眼睛。在心中回想房間的模樣。在眼皮下的黑色屏幕上照映出來。畫面褪去後，張開眼睛幾秒，檢查細節。接著閉上眼睛，再映照一次。這樣多做幾次。然後繼續閉著眼睛——

3. 盡可能鉅細靡遺地描述該空間。

4. 房間裡有多少藍色物品？咖啡色的呢？各種顏色一一想過。

5. 接著回想房間裡的圓形物體——花盆、花瓶、茶杯。方形物體像是桌子、沙發。

6. 問自己一些問題來觸動觀察方向。出口在哪裡？有幾個窗戶？房間的配置？多少人跟你在一起？他們在做什麼？

7. 自我防衛訓練團體（Personal Safety Training Group）認為要發展良好的狀況認知，必須把生活轉換成「三百六十度心態」。「這個詞最常用在軍事和執法上面。提醒我們世界不是直線。觀察範圍不能只侷限在前方、兩側和後方。世界是球型的，必須注意上方發生的事情，有時候下方也是。[11]」

▌ 依靠直覺聆聽

真真實實地聆聽周遭的人，做起來比聽起來困難，因為大部分的人都忙著思考對方接下來要說什麼。他們學到的不是透過聆聽來瞭解，而是透過聆聽來回答。聽聽這古諺的建議：「人有兩個耳朵，一張嘴，就該多聽少言。」你能給予直覺自我和朋友最真誠的尊重，其實就是真真實實地聆聽他們想說的話。良好的聆聽者不會搶著把別人的話說完。不會想要蓋過別人的聲音。會很有耐心，讓朋友完成思緒，他們的想法不會在中途便消失或打結。這種人會等待，讓朋友有時間和空間繼續下去。在生活各種領域最成功的人，都是多聽少言的人。下面是有所幫助的技巧：

• 說出對方的名字。花時間記住對方的名字，會讓人覺得備感重視。對方也會比較信任你，你也能較輕鬆解讀對方。如果你不「擅長」記住名字，多問幾次，別不好意思。畢竟，這會讓對

方感覺到你真的在乎他們。

‧ 多聆聽，少說話。帶著好奇的心聆聽。帶著真誠的心說話。帶著正直的心做事。溝通最大的問題在於我們不是為了瞭解對方而聆聽。我們是為了回應對方而聆聽。不過一旦帶著好奇心聆聽，聽見的就會是話語背後的意義。

‧ 多說些自己以外的事情。別忘了，你是個收集重要情報的間諜。讓別人把情報給你。面向說話的人。這個姿勢表現出尊重和傾聽對方說話的意願。看著對方的眼睛——這可是靈魂之窗。連結直覺自我，放輕鬆，讓自己看到衣著化妝和其他外在事物之下，那個「真正」的對方。

‧ 聽出話語和語調的不同。話語和語調一旦出現矛盾，該相信什麼？語調永遠是優先考量。成為能夠敏銳察覺這之間差異的人。

‧ 排除或降低分心事物。阻撓你專心聽別人講話的所有事物都叫分心事物。你沒辦法一邊做事、一邊真真實實地聽別人講話。這意味的是跟別人面對面講話時，把手機放下來。分心事物會讓人難以跟你說話；對你來說，更是難以聽見直覺自我微小的聲音。如果你想要真實接收到對方最重要的訊息，確保自己把注意力集中在對方身上。

‧ 與安靜自在共處。安靜讓人不自在。很多人覺得需要用無心的漫談來填補空白。不要害怕安靜。讚美安靜！寫作上，安靜

是段落之間的空間；單口喜劇裡，安靜是笑點發揮作用和增加效果的時候。安靜並不是壞事。它是你的同伴，當人變得善於接受時，安靜便來了。

　　就像你需要時機來處理對方所說的一切訊息，對方也一樣需要時間來思考你說的話。說到底，如果對方聽不懂，談話又有什麼用呢？如果我們靜靜等待，便是歡迎對方說出想法。對方可能覺得有必要闡釋想法，如此一來你就能學到更多了。

　　• 不要強迫別人講話。在對方附近找個位子，安靜地坐著。深深地、長長地吸一口氣，放輕鬆。進入傾心接受的狀態，好好聆聽。觀察並等待。間諜從事很多監視工作，來取得需要的訊息。耐心坐著，不要有壓力。該說的話在對的時候就會說出來。

　　• 問開放性的問題，不要問是非題。提問有助於釐清自己感覺的源頭，更進一步探索自己的身體反應。像是「對於這件事你的感覺是什麼？」，或者「讓你說出那句話的原因是什麼？」，開放式提問能夠讓對方自由發揮，也鼓勵深度對話。透露的訊息有助於解決不確定或懸而未決的問題。真心誠意地對事物感到好奇。跟別人說話時，不要覺得自己必須討對方歡心，別想著要讓對方有印象，也別擔心被評價。別煩惱自己說錯話。只要專心聆聽對方想說的話就好了。這樣就能減輕身體的許多緊張，你便能在分享出來的訊息中，真正找到有趣的地方。

　　• 讚美要真摯誠懇。人性中最深層的核心便是渴望被讚美。

誠實真摯的讚美是最有效的工具。當你看見正面的付出時，認可它的價值。對你和對方都是大大有益。

這對你的直覺有幫助嗎？成為好的聆聽者，就能聽見自己小小的內在聲音。內在聲音不會咆哮，不會跳上跳下、揮舞雙手，不會鬧脾氣，只是期待你的注意而已。

▌靜下心來

沒錯！聽起來簡單，但實則不然，尤其是大多數人整天都在同時做很多事情。你可能有過動的心靈，充滿時對時錯的想法，在耳邊不斷重複。再說，如果一直被外在的噪音轟炸，要怎麼靜下心來？手機鈴聲、電子郵件和簡訊聲、耳機直接朝腦袋灌輸音樂、電視或收音機在遠處持續放送、狗吠聲、施工聲、警鈴、車輛、卡車、飛機、直升機、噴射機、無人機──你接著說吧。然後再加上你新生寶寶的哭聲、街上的人大笑或大吼、主管和員工持續送出要求、心愛的人要你替他們做東做西。接下來的事情你也可以想見：你根本想不起來安靜是什麼意思！直覺是「微小的聲音」，要是它必須和現代生活中一切的吵雜聲響競爭，你要如何聽見它的聲音呢？

要能跟直覺在同一頻道上，你必須讓心裡的喧嘩安靜下來。但要如何著手呢？冥想是靜下心來的不二法門。冥想不容易，

主要是因為它需要學習和練習。對有些人來說，冥想就像夢想成真。這些人覺得找到人生中心，透徹不少，就算只是十分鐘，也能平靜許多。但對有些人來說，嘗試冥想反而會產生焦慮，因為不知道要怎麼正確冥想。

但冥想的目的不是要控制思緒。冥想是為了不讓思緒控制你（就像理想情緒的目標一樣：不要讓情緒控制你！）

下面是一些輕鬆就能運用在生活中的建議。我稱之為「快速上手的類冥想法，有助於平衡中心，沉靜心靈。」

- 買一付耳塞，塞進耳朵。

- 關掉手機。

- 關掉或遠離電腦。

- 走進安靜的房間。如果沒有這樣的空間，躲進衣櫃裡，把門關上。

- 你會有很多想法。大家都一樣。留意那些想法，接著讓它們走。想像它們是雲朵飄走。

- 靜靜坐著至少兩分鐘。要是勇敢一點，就增加到四分鐘。

- 就這樣而已！

▌ 學習呼吸

你八成想著，「學習呼吸」是什麼意思？我不是自然而然就會了嗎？當然所有人都會。但正確呼吸卻是十分重要。氧氣是地

球上最便宜的藥了！寫這本書的時候，氧氣還是免費的，所以我們最好把握良機，利用到最大價值。

不過，大部分的人不是從橫隔膜做深層、舒壓的呼吸；一般人只做顯淺短促的呼吸，只用了肺的上半部。人也時常下意識屏住呼吸，就像屏住感覺和思緒一樣。一旦屏住呼吸，肩頸附近及橫隔膜便緊繃，肌肉也縮了起來。整個胸口會變得硬梆梆。深呼吸也能夠讓身體排掉廢棄物和毒素。

那麼，正確呼吸又是如何有助於保持直覺呢？人一緊繃，便很難跟直覺連結在一起，因為肌肉痠痛會掌控你的思緒！但要是能夠深呼吸，緊繃感便會遠離身體，人也就較為開放，準備好專注在直覺上。這類深層、「淨化」的呼吸能夠讓整個神經系統平靜下來，讓你能夠對周遭更有觀察力，跟內在聲音搭上線。

這裡教你怎麼做：

- 用鼻子慢慢吸氣，接著用鼻子慢慢吐氣。
- 或是慢慢用鼻子吸氣，再慢慢用嘴巴吐氣，大聲發出鬆了一口氣的聲音
- 練習二比一呼吸（吐氣的時間是吸氣的兩倍）。吸氣數到三的話，呼氣就要慢慢數到六。這個技巧讓你能夠專注在呼吸上。
- 目標是讓橫隔膜上方充滿空氣，讓空氣進入肺部深處。事

實上，你要填滿的不光只是胸口，而是整個肺部。看看人類肺臟的圖。肺比多數人以為的還要大多了。因此很多人只用了肺功能的一半。

- 把這些深呼吸當成是「淨化用的呼吸」，讓氧氣能夠達到肺部最深處，充滿全身。

- 若想放鬆下巴，就把舌尖靠著嘴巴上顎。練習呼吸時把舌頭放在那裡。

- 有些人想像吸進療癒的顏色，吐出代表緊繃和壓力的顏色。例如吸進放鬆的淡藍色、吐出棕色氣息。

- 靜下心來的過程中，若有思緒來干擾，把它們想成天上的浮雲。接著再重新專注在呼吸上。

- 你可以把這叫作冥想，但這就只是沉靜心靈、汲取氧氣和修復身體的美妙方法而已。

- 一開始一天兩次，一次兩分鐘。等到準備好了，試試看三分鐘以上。

有些人覺得找時間慢慢呼吸很難。我的建議是：開車等紅燈或做手部保養的時候試試看。洗澡的時候？刷完牙的時候？一天一次很好，一天兩次更好。要是你能夠一天四次呢？哇噻！深呼吸愈多，就是停在理想情緒的時間愈多。

▌ 注意肢體的訊號，學習解讀非言語的訊息

專家說非言語的暗示承載的重量，是言語訊息的四倍。換句話說，比起一個人說的話，我們更容易注意到他做的事情。舉個例子，某人說一件事，但肢體語言卻傳達出完全不同的訊息，這是很有可能的事情。像是助理告訴你：「好啊，我很樂意幫忙。」但她雙手抱胸和僵硬的姿態就是在大喊：「拜託不要叫我做那件事！」

再者，非言語的溝通往往也較為幽微和不加掩飾。雖然一般人的字彙量是 3 萬到 6 萬，仰賴的非語言訊號卻有 75 萬種 [12]。事實上，科學家發現比起口說語言，人類能夠更快速且精確地解讀這些訊號 [13]。非語言的溝通包括細小的動作和臉部表情，像是眨眼、假笑、輕輕挑眉。想知道常見的訊息，見下欄「簡易辨別的非言語訊息」。

身體總是會和你溝通，給你訊息，舉例來說，透過腸道反應，讓你能選擇接受或是忽略。身體永遠會給你訊號，告訴你此刻的安穩狀態為何。不過，他人也無時無刻用非言語的方式在和你溝通。想要訓練直覺，就得學會解讀自己的肢體語言，並且注意他人發出的訊息。學習非言語的溝通有助於接近內在聲音，這樣就能夠提供你確切的提示，讓你知道周遭的人真正的想法。也有助於更準確地收集資訊，保護自己，遠離那些會引爆你情緒的人。

• 雙手交疊在胸前：這表示那個人下意識穿上盔甲，保護自己不被你說的話攻擊。也可能表示那個人覺得很冷！

• 四目相接：在西方文化裡，我們從小就被教導講話時要看著對方的眼睛。眼神接觸在整體環境友善時很適合，代表對方認真看待討論中的事情。但也可以代表對方不夠信任你，正在打量你。在嚴肅或衝突的場合，盯著對方象徵惡意，表示該人在傳達反抗。

假使正面眼神接觸時，對方的手在把玩別的東西，就算看著你，仍舊意味著對方的注意力在別的地方。如果對方直直地看著你，但卻有些不專注，可能意味著無聊。

• 表情殘暴或面無表情：死人臉通常表明了不友善，或是對方是在命令或意圖控制他人。

• 斜眼看人、碰耳朵、抓下巴：這些都是不信任的訊號。

• 某人在說謊的訊號：沒事咳嗽或是清喉嚨，把手指放在鼻子側邊，揉眼睛、眨眼次數太多，大聲說話，笑得太久、塞耳後。

做喜歡的事情，多多益善

　　過去，所謂愛的荷爾蒙「催產素」只和高潮或女性生產有關。但現在我們知道可透過其他活動提高催產素。研究指出只要做自己喜歡的事情，就能夠產生催產素[14]。

　　為什麼會想要這種激素在體內流動呢？催產素不僅讓人感到快樂，更能夠建立信任感、增加忠誠度、提升自信心。它和增加同理心，降低焦慮和壓力息息相關（催產素能降低皮質醇）。一旦壓力減輕了，就比較容易和直覺自我連結，也就不會被從小到大聽到的負面話語、或者周遭的負面能量左右。

　　若能處在快樂一點的狀態，就能處在較有利的位置，聽見以往隱藏起來的直覺聲音，自然也就能夠做出較好的決定。對一切創意的事物敞開心胸，想必能積極影響直覺。以下建議或許能夠提升體內催產素：

　　• 身體接觸和擁抱能夠釋放催產素，所以抱抱你愛的人吧（擁抱比光是觸摸還要來的有效）。心愛的人不在身邊？做個按摩吧。如果這也不可能，那就窩窩也行，就算是貓狗都行。

　　• 跟心愛的人做愛！

　　• 大笑！看一本好笑的書、喜劇或是喜劇演員的表演。散散步，在大自然最好（見下頁）。

　　• 參與藝術活動。

　　• 打電話給朋友單純聊聊天。

- 被他人信賴也會提升催產素。

- 聽舒緩的音樂。

- 朋友有難，提供金錢援助。你的朋友會立刻得到幫助，但
長遠來看說不定你能獲益更多。

▌常常接觸大自然

每個人都需要花點時間接受大自然的啟發並接收地氣，這是
人類的必然所需。許多科學研究都證實這個論點，例如 2009 年
的一項實驗就發現，住家離綠地或公園愈近的人，有更健康的傾
向；事實上，住得離大自然或森林比較近的人，罹患焦慮或憂鬱
症的機率也會比較低[15]。另一項研究也發現，在森林中健行或休
息的人，無論是腎上腺皮質素、心跳以及血壓[16]，都出現明顯的
降低。堪薩斯大學的研究團隊亦證實，年輕背包客經過三天的旅
行之後，會有更高的創意與認知能力[17]。而住院的病人如果能觀
賞到自然景象，病情則能恢復得更快[18]。

關於這個議題，我將在第九章做更深入的探討。假使目前
的你無法步入大自然，至少設法將大自然帶進家中。買一盆植物
吧！你不必是個綠手指，像是蔓綠絨、橡膠樹、吊蘭和大多數的
蕨類植物等多年生植物，既好種又不容易枯死。我會在第九章中
介紹更多不需要太多麻煩又具療癒效果的室內花草植物。

明智的關係選擇

倘若你希望自己更具直覺力，那麼擁有一個同樣信念的夥伴便相形重要。對於那些試著努力降低情緒困擾的客戶，我總會提醒他們在邁向更深刻與更精神層面的生活時，他們的好朋友、甚至家人們可能無法跟上並行的腳步。雖然會感到洩氣，但卻並無不可。這也是為什麼如果能在瑜珈或繪畫課上找到志趣相投的人，會很重要的原因。可能的話，報名一堂在森林或海邊舉辦的課程，這些課程不太會刻意標榜「針對想要尋求自我直覺的人」，但是那些想要追求更美好的生活、開闊思維，或是想要更深入探索自然、藝術或身體健康的人，應該都會被這樣的課程所打動。他們也是不會阻止你想要變得更具直覺力的人。

▎滿月讓你的直覺力最強大

自始以來，所有的文化都推崇滿月的力量。猶太人最重要的節日即在滿月的那一天，這是猶太人也是其他許多宗教與文化最具靈性的節日時期。大多數的印度教節慶都落在滿月這一天，因此每年的日期也會隨著更動。月亮（在梵文中稱為 Chaadra）在印度教中代表著智慧與直覺，被認為是生命的滋養來源，更是生命的果實，也是直覺與智慧之母。在中國的傳統文化裡，中秋節就是一個慶祝滿月的節日，出外和已出嫁的兒女們會在這一天回

到家中和父母們團聚，並根據習俗一起賞月、吃月餅。

　　據說，一個人的直覺能力會在滿月的前一天、滿月當天以及滿月的後一天隨之增強。月亮與靈魂智能相連結，而一個人的身心即仰賴著如何運用這一份智能與直覺。在下一個滿月日來臨之前，請先花點時間思考自己在這一個月、這一年甚至是這輩子觀察到與學習到的一切，並與自己立下約定，開啟自我直覺。

▍聆聽你的夢

　　在睡眠的快速動眼期階段（REM）平均九十分鐘就會做一次夢，直覺通常被認為是夢的代言，因為每個人所做的夢都能為現實的生活目標與恐懼提供線索，又或是以奇特的方式連結你的每一天。但是夢偶爾也是當你處於困境時，引領你重新思索應對的方式，有時候也能填補不安。舉例來說，據說夢到飛翔的夢，意指你正處於自信心低落的谷底。

　　為了更加瞭解自己的直覺，在床邊放一本筆記本並記錄下每個夢境，可能會有所幫助。在醒來的那一霎那（下床之前），記錄你記得的一切，包括夢裡的場景、人物、影像等。你的思緒可能依然模糊不清，但是這些記錄或許能讓你釐清出一個模式，並得到一些啟發。就像鍛鍊身上的某條肌肉一般，這樣的夢境練習也能透過不斷地重複而日益熟練。

▋ 培養孩子的直覺力

若能提供適當的環境與空間，孩子們與生俱來的直覺能力就能得到發揮，就能清楚表達自己的感覺。他們不像成年人那樣經常為自己的直覺找藉口，反而能夠透過直覺，很快地決定喜不喜歡眼前的某個人，也經常能夠感應到令人毛骨悚然的環境。然而問題就出在當生活忙碌並經歷許多不同（且複雜）社會事件的大人們忽視孩子的直覺，甚至不理會這份直覺的時候，孩子們就只能接收到自己的直覺並不可靠或者不重要的訊息。很不幸的，這也是大部分人成年之後對直覺的反應。

從小開始教孩子重視自己的感覺和觀察是正向、安全的，並不表示你的孩子可以選擇不吃沙拉改吃冰淇淋，而是你需要重視他們的需求。這代表的是假使孩子感到害怕，請找個機會和他們聊一聊，而非只是口頭上說：「喔，這沒什麼好害怕的。」雖然身為父母的你比孩子具有更成熟的判斷力，但是你需要認可並讚許孩子的直覺，容許孩子培養直覺的天賦，同時提醒他們在成長過程中繼續維持這項能力。

------------------------- 如何支持孩子的直覺天賦 -------------------------

- 永遠詢問孩子的感受，並誠摯地聆聽他們的回答。
- 不要忽視孩子的想法，即使你並不贊同。

‧ 假使孩子說他們感到害怕或不安，不要只是告訴他們沒什麼好怕的，請允許他們表達自己的感受。

‧ 感謝孩子分享真實的感受，告訴他們這些感受非常重要。

‧ 你不需要每一次都完全接受孩子的感受，僅僅只是擁有你的認同就足以讓他們持續發展直覺能力，從中覺得自在，並在家表達直覺的感受，自然地將這項能力帶到成人階段。

如何界定直覺與自我意識

當你考慮與自己的內心建立連結時，可能會像我和客戶討論到直覺時的反應一樣——感到隱隱不安，因為他們害怕自己無法界定內在的感受與自我意識的差別。

▍自我意識的聲音

自我意識的主要工作，就是維繫生存。我們從很小開始就順從著自我意識，因為它似乎一直都在保護我們。自我意識強烈地受到社會、過往經歷、文化與恐懼的影響，雖然自我意識的主要目的是為了自我保護，但其實卻常常逐漸根植在我們的焦慮之中。它會引發我們的需求、安全感、計畫以及壓力；它會促使你去取得更多成就，好讓內心更快樂，但結果時常事與願違。它

還會常常預設最壞的下場，匆促下判斷與決定。自我意識假設你住在一個相互競爭、若非贏家就是輸家的匱乏世界中，它讓你以為只有擁有愈多才是所謂的成功。你的自我意識總是認為自己是對的，厭惡被質疑，喜歡以受害者自居。它的聲音既堅定又具權威，它用來溝通的言語和情緒可能傷害到你。

----------------------- 自我意識帶給你的感覺 -----------------------

- 恐懼和焦慮。
- 嫉妒。
- 認為自己有所缺乏。
- 你有義務去做不想做的事。
- 你的感受是錯的或是不道德的。

▌ 直覺的聲音

　　你的更高層次自我，也就是直覺的聲音，是你內在靈魂的指引系統，它來自於一個不被恐懼和不必要義務所主宰的更廣大處。從真實的意義而言，它與宇宙以及某個比自我更強大的部分產生連結，它的存在以一種不同的方式關照著你，幫助你建立自我，而非打擊你。它讓你勇敢地盡力而為，允許你以大局為

重；它不會迫使你尋求表面的快樂，而是持續鼓勵你找到核心的答案。直覺讓你相信自己擁有的已經足夠，而且每個人都值得成功，你不必和周遭的一切競爭。它引導你發揮良善、出於真誠，從小事中得到快樂；發現自己真正的才華，同時也欣賞與珍惜其他人的才華。最終，不會產生任何的傷害。

-------------------- **你從直覺的聲音裡聽到什麼** --------------------

- 肯定的感覺，感到躍躍欲試，讓你覺得這麼做是正確的。
- 是有道德的。
- 一想到就令人欣喜。
- 感到充滿希望與振奮。
- 在動盪的狀態下感到平靜。
- 覺得輕鬆、簡單、不複雜。

如何分辨兩者的不同

請有耐心，因為這需要時間與練習。自我意識和直覺是彼此對立的兩者，也來自於全然不同的地方。自我意識的基礎與動力來自於外在的世界，它不斷地想要被肯定與追求安全感，倘若你

發現自己是為了想要讓其他人刮目相看，或從中獲取注意才去做某件事情，那就是你的自我意識在作祟。相反地，你的直覺建立在愛、喜悅以及從生活中得到真正的快樂上。

- 直覺引領你與某人約會，並分享自己的快樂。
- 自我意識迫使你想辦法找人約會，免得自己落單。
- 自我意識說服你創業來賺錢。
- 直覺溫和地引導你去原諒。
- 自我意識促使你去報復。

　　如同生命中非常重要的其他事物，你需要經過一番努力才能自信地運用自我的直覺力。這對於抵達理想情緒的境界更形關鍵，因為這是許許多多方面的基礎，你將從接下來的章節中瞭解到更多。

9

尋找並創造出有益心情的空間

就微觀來看，人並非化學反應，而是能量流動。人和萬物生靈是能量場域裡的能量總和，在這個世界上彼此相連。這個脈動不息的能量場，就是人之存在與意識的中央引擎，是人之所以為人的起點與終點。[1]

——念力實驗網創始人琳恩‧麥塔格特（Lynne McTaggart）

我跟丈夫剛結婚時住在曼哈頓，根本不可能在那裡找到公寓。我們向一名女子轉租，當時她要去芬蘭找女兒了。她不准我們動她房子裡的任何東西，所以我們便活在她的能量裡頭！大約一年後，她決定在芬蘭定居，請我們把她的東西留下來。有些東西是不錯，但不是我的品味。當然啦，她不能轉租公寓，管理人員發現後就把我們趕了出去。忽然間，我們被迫拿了她的東西，

還沒有地方可住。因為我們才新婚，沒什麼錢，便把她的東西帶著，同時尋找新住處。

接下來，我們接手一名老朋友的公寓。她很好心地把洗衣機和烘衣機賣給我們，也留下很多東西。有些東西很好，但老實說有些卻不怎樣。不過，我也狠不下心來丟掉她的東西。因此，我們便和老太太與朋友的舊物一起生活，什麼都不是我們的。這整家具跟我沒有共鳴，但想要買自己的家具，讓我覺得很綁手綁腳、很罪惡、很愚蠢，因為我們只是想節檢一點並「替未來省錢」。在那些居無定所的日子裡，我時常夢到自己被一箱箱的東西圍繞。這個環境侷限了我控制情緒的能力，我變成一個脾氣暴躁的新婚妻子！

能量──雖然完全不了解，但每個人都能感覺得出來。人、地方都會散發氣場。就像地心引力，世界上也有一股能量，我們能用直覺與之相連，或者忽視不管。問診時，我發現許多病人說不出哪些實際地點有助於提振她們的心情，哪些無法。如果你走到一個地方卻沒發現自己不自在，最後帶著壞心情離開，也不會知道是什麼原因。換個角度來說，如果你善用直覺來體會所在之地以及自己的感覺，便能成為自己能量船舶的舵手，而不會任憑情緒波動擺盪。

可惜的是，我是在陪女兒住院期間才學到環境的重要，以及環境之於我們的影響。起初，我讓病房保持原狀。但那裡的能量

實在太糟太淒慘。活在愁雲慘霧裡一週後，我決定不管醫院同不同意都要來做點什麼，我盡可能改變擺設，幫助我們改善心情，盡可能打造最好的氣氛和氣流。我也買了鮮花，用女兒朋友及朋友小孩送來的早日康復賀卡片裝飾牆壁。我改變環境來提振她（和我）的心情。

在找尋控制情緒的方法時，你自己也需要尋找或創造出有助於感覺舒服安全的地方。當然有些人會說：「如果你真的『取得平衡』，不管在哪裡都會很快樂。」但不是所有人都如此。多數人無形中被環境裡不可見的能量影響，自己都很難解釋。我知道比起睡在破小的汽車旅館，旁邊還是一塊停滿鏽蝕汽車和棄置馬桶的廢棄空地，待在五星級飯店眺望美麗的沙灘會讓人開心，這你也會同意。可惜的是，不是所有人都能在心情不好時去一趟五星級飯店「放空」。那麼該怎麼辦呢？

認清所處環境，取得自我和地方的平衡

有些地方擁有「正面能量」，有些地方則有「負面能量」。要怎麼判斷差別呢？你可以利用像間諜般思考的技巧，以及善用直覺能力，來釐清自己對於所處環境的感覺。不論是到新的地方探險，或是到平日會去的地方，都可以做此練習。走進一個地方。稍作歇息，深呼吸。急忙走進去之前，問問自己下列問題：

- 這個地方或者這個地方的人給我的感覺是什麼？

- 用直覺（身體或腸胃）感覺，很安心還是很害怕、覺得自己隨時得逃跑呢？

- 這個地方有什麼讓我開心、傷心、生氣的事物嗎？

▌ 傾聽直覺的聲音，看看浮現什麼答案

如果發現平常買東西的商店、加油站或轉角咖啡廳讓你覺得不安心，多開個十分鐘的車或走個路，到個對你來說有「正面能量」的店家，或許值得一試。你光顧某個店家只是因為很方便嗎？雖然這或許有用，但如果每次去都坐立不安，那個地方的負面氣息可能會讓你之後心神不寧。試試別間超市、別間加油站、別間咖啡廳。看似簡單的建議（或是心存懷疑地「嗯哼」），但在你取得理想情緒的道路上，卻會形成大大的不同。

生活在開放社會的我們還是有未能善用自由的時候。試著去讓人安心的新地方吧，它們能促進心理健康，也能讓你微笑。下個月就找個時間探索城市或小鎮，找些從來沒有尋訪過的地方：法院後玫瑰花欉邊的長椅、充滿驚喜塗鴉的小巷或是社區花園。別因為花時間尋找擁有正面能量和有助心情的環境而有罪惡感。這件事能改善情緒。

扭轉現況

有人住在皇宮，有人則住在茅屋；有人住在公寓大樓，有人住在宿舍，有人則住在農場。有些家庭家財萬貫，雇用室內設計師來打造奢華的房屋，有些則是八口之家擠在狹小侷促的小公寓。但只要用心、找到指引，不論是什麼樣的財務狀況，每個人都不必花大錢，就創造出健康、溫暖、滋養情緒的環境。畢竟，你必須保證自己的家有好的能量。這對你的身心健康和心靈狀態至為重要。

剛開始擔任泌乳顧問時，我常做家訪。因為我會注意好壞能量，時常花上好幾個小時打掃和重整客戶的家。我會跟客戶說：「臥室應該是私人的沙漠綠洲和浪漫密室，是能鼓勵你放鬆、享受親密和浪漫關係及溝通暢言的地方。必須是個能滋養人心的地方，是你可以休息、重生、思考的地方。」但是，我卻發現許多客戶卻只是在臥室中求生存，不是發光發熱。他們只是被動接受家具擺放的位置和自己使用的衣櫃。他們也不想找麻煩來用喜歡的顏色或照片填滿房間。因為我也住在寸土寸金的布魯克林，我瞭解這真的很困難，但不代表你得接受現況。

臥室應該是平靜的避風港。它代表的是重生，裡頭應該只有療癒能量才對。一開始家訪時，我會分析客戶的睡眠環境，來判斷讓新手媽媽的生活更為輕鬆和滋養的方式，不僅是為了她們的

能量，更是為了新生兒的能量。我甚至會在要求觀看新生兒喝奶之前先做這件事情。我會找一個可愛的盒子或籃子，裝滿尿布、濕紙巾、衛生紙、預防尿布疹用的綠礦泥、棉球。接著把這個嬰兒福袋放在床上。我會請客戶的伴侶隨時保持福袋充足，這樣當寶寶哭泣時，媽媽就不用忙著找換尿布的東西了。如果住在兩層樓的房子，我就會在各層樓都準備一箱，這樣一切都隨手可得。

接著我會在床頭櫃上放一壺開水和免洗杯，幫助哺乳的媽媽保持水分。我也會看過那戶人家的床具櫃，找出最漂亮的床具組套在床上。我也會尋求同意來移動燈具甚至床鋪。我會找張舒服的椅子搬進臥室，這樣新手媽媽哺乳時能夠輕鬆自在（對啊，我一個一百五十公分的女人，從客廳拖著一張搖椅上樓也是夠看的了）。接著，我會把窗戶打開通風，並且搬進一株植物。我也會拿出袋子裡的精油，朝著空中噴灑。

我很擅長讓嬰兒喝母乳，但這些女人感謝我的，不是我身為泌乳顧問的能力，而是我讓她們的房間變得舒適了。我知道只要稍作改變，她們的情緒便會改善。後來我有了自己的門診，我也會盡量確保每個母親在門診都很自在。

安全快樂的家打造更好的情緒

找尋住處時，多數人通常會找市面上第一個負擔得起的地

方，除了價格、說不定再加上社區和學區之外，什麼都沒考慮就搬進去了。但千萬年前卻不是這樣的。古早以前，人類不是得到、就是佔領一塊土地，他們可以選擇在哪裡安置房屋、入口、庭園，毫無限制。他們分析環境來幫助自己下決定，配合自然來善用手邊的資源。正門要能夠引導氣流，這樣夏天才能夠冷卻房屋。但也需要設計一間不會吹到風的家，這樣冬天才能保暖。由於多數人自給自足，所以得找出一塊最適合夏天汲水和日曬的區域來當庭園。古人也會看夜晚月亮所處的角度（我知道角度會改變），盡可能地利用月光。

分析周遭環境經過四千多年，在中國發展出風水這門學問。這個詞包含的字：「風」和「水」，也就是地球上隨處可見的兩個自然成分。它們也是人類生存最基本所需。風（或說空氣）是生命能量的氣息，或稱為「氣」。水則是生之液體。兩者合起來決定了氣候，自古以來就掌管了食物供給，伴隨而來的生活型態、健康、能量、身心狀態，以及最終的情緒。

起初，人們想要的確保家（以及墳墓）的安全，把家設置在遠離冬季風暴、洪水和炎熱的地方。但隨著風水習俗的演進，中國人開始考慮建築風格，像是爐灶、門窗、鏡子、家具、庭院造景的配置等。今天，建築師、都市規劃人員、景觀設計師、室內設計師、房地產專家、商人和房屋擁有者都使用風水，以求住家和工作環境的平衡與和諧。合宜的設計方位也被視為能增進財

富、健康和改善人際關係。

風水的概念根植於宏觀的生命視野，不是一種宗教，因此適用於各種信仰和背景的人。萬物生命都屬於自然規律和氣（世界運行的能量）的流動。我們的環境生生不息，隨時在流動，未曾停歇。萬物都在這樣的自然規律之中──人類、植物、動物，甚至無生命的物體像是椅子、照片、鏡子和床鋪──全都同樣活著，有生命的能量環繞。在世界流傳的氣也同樣流經你的身體。你會散發和接受氣。

如果氣的流動得宜，便能讓人身心舒暢，但若是流動不順，便會感覺不快。氣也會累積在你身邊的物品裡。它從門口流入，從窗戶流出。根據風水做居家擺設的目的，是為了讓氣能夠「溫和地」在周遭環境流動，而不是直接穿越散掉或是滯留不動。風水說的是，當能量停滯，像是雜亂的地板或爆炸的衣櫃，或是能量在幽暗的長廊移動太快，或是不當擺設的家具阻擋流動，就會有害健康、家庭失和、心神不寧、甚至財務損失。

室內設計師兼作者珍‧摩根便告訴我，風水看似很流行，適合文青雅痞和追求新潮的人，但其原理卻早就流傳千年，許多古老文化也都遵循風水。「中國人發展出這種提升精神和身心健康的小工具時，約莫就是聖經上的猶太人開始把這樣的方法，運用在聖地建造上，像是耶路撒冷的所羅門聖殿。[1]」

你也可以善用這種智慧，打造穩定情緒的居家或工作環境。

不論何種文化宗教，這種知識對所有人都有益。風水中心思想點出，住家就是映照出你個人現況的鏡子。如果住家健康，那人就會健康。一旦達到完美的平衡，就會感覺人生成功，也不那麼情緒化。把這些準則運用到生活中的目的，是要把周遭環境和你的人協調起來——讓你的能量和居住環境的能量相互和諧。這是一種替住家打造平衡的藝術形式，是能夠在你心中安置和諧感和理想情緒的地方。

一旦決定了想要自由自在、正面積極的能量後，接下來該怎麼做呢？睜大眼睛，在家裡走一走。會被家具或地毯絆倒嗎？電線都纏在一起或是擋住通道嗎？門不好開嗎？空氣應該在所有的東西附近流動；從這個房間走到那個房間不應該困難重重。小小改變，便能夠幫助氣的流動順暢，這樣所處的環境便有助你的健康、人際關係、運氣、財富，更進一步來說，整體情緒。

想想什麼能讓居家環境變得更宜人、有助於好心情和正能量。下面有些簡單、便宜、甚至不花錢的建議，其中包含了不少風水的概念。當然不必全部都做。選個三到五種，看看你的世界是否有所改變。如果有，再追加幾個變化。想想有哪些能夠套用在工作環境裡。

• **正門要有好客歡迎之氣**。當別人行經你家時，你會希望引人好奇，感覺到正面能量。風水有正門是「納氣之口」的說法。這裡是能量進門的方法。能量的質與量則根據門口的狀況而定。

如果門戶開放，容易進出，正面能量便能自由進出，創造源源不絕的機會，促進成功、健康、和諧和快樂。所以囉，把家門口打造得賓至如歸、美輪美奐吧。這能反映出你有接納他人、擁抱體驗和機會的渴望。利用花朵、盆栽（見第 212 ～ 213 頁）、花圈、掛旗或是腳踏墊，都能夠營造出溫暖友善的歡迎之氣。

• **更常打開窗戶**。沒錯，就連冬天也是。這樣能讓空氣流進家裡，根據風水的定義，能夠增加思緒的流動，避免情緒阻塞。如果家裡只有幾扇窗戶，或是只靠氣窗，在家裡放幾台空氣清淨機。風扇也有助於空氣、能量的流動。

• **保持室內光線**。別在大白天讓房間處在黑暗之中。拉開百葉窗和窗簾。讓房間長時間處在黑暗之中（就算你認為自己在節省冷暖氣電費），都會累積負面能量。人工光線也能帶來好氣息，替換燈泡的時候到了：愈亮愈好。盡可能把鎢絲燈換成暖色調的 LED 燈。如果家裡有陰暗的角落，或是公寓沒有對外窗，用上照落地燈把能量帶進家裡。這種燈具把光線射向天花板，再反射到房間裡，而不是直接對著眼睛。

人在光線明亮的環境裡會感覺較好，不過有些人確實受到身處黑暗所苦。這叫作季節性情緒失調（seasonal affective disorder，SAD）。當冬天的日照時間變短，陰暗的天氣阻擋陽光時，你也變得較為鬱鬱寡歡，甚至憂鬱起來，記得在家裡保持充足光線。現在的 LED 檯燈都非常明亮，每個月幾塊錢，就能夠提供極佳

的照明。如果陰暗的日子你會特別煩心，可以購買特地為季節性情緒失調患者設計的醫療燈具。

• **在家裡種些植物**。植物能吸收二氧化碳，排放氧氣和生命能源。也能幫助空氣和能量流動。但只留著健康有朝氣的植物。沒什麼比死掉或奄奄一息的植物更糟糕的了！畢竟你的周圍只想要有正面能量。中國文化因為下列植物代表的意義，推薦這些好種的植物。

萬年青：此植物生長快速，而且只需要極少量的陽光或水就能存活。中空的莖讓能量得以自由流動，但其外表卻相當強壯。建議把三到五根綁在一起。

馬拉巴栗發財樹（Money plant）：編絞狀的樹幹讓人能夠輕鬆辨認出來。公認能夠散發正面能量，替家裡或工作帶來財富。

翡翠木（Jade plant）：把這種多肉植物放在門口歡迎訪客。翡翠木相當強韌，只需少許光線和水分便能保持鮮綠。其橢圓葉片跟錢幣相似，黃色花朵則像星星。翡翠木也是開運植物，據說有平靜人心的效果，同時也能夠招來榮華富貴，還代表了深刻的友情。

虎尾蘭（Snake plant）：這是開運植物的原因是它能吸收像是甲醛和苯類等有害和有毒的空氣。它在植物界數一數二的強韌，幾乎能夠忍受各種環境。在中國，虎尾蘭備受讚譽，因為人們相信它能賦予人八大好運：富貴長壽、才貌雙全、知書達禮、

身強體健。

• **在家裡添點花朵。**還有什麼能夠比這個更簡單卻更漂亮的呢？盛開的盆栽或是花束都可以，只要開始枯萎凋謝的時候丟掉即可。

牡丹（Peony）：這種魅惑的花朵有非常精緻的香味。牡丹象徵女性之美，在風水師傅手中是愛情良藥。

蓮花：蓮花象徵完美無瑕，正因為它出淤泥而不染。中藥使用了蓮花整株植物，就風水整治居家來說相當有影響力

開花的樹：像是櫻花、蘋果、山茱萸（dogwood）或桃花的盛開枝椏，都能替家裡帶來煥然一新的感覺。櫻花尤其常用來幫助傳達愛意。

蘭花：蘭花通常象徵孕育多產。其和諧和對稱之美也常象徵完美、豐碩、氣節、清美、純潔的。難怪我愛蘭花。

水仙：一般認為白水仙能夠支持事業夢想。能替工作場所增色不少。

雛菊：雛菊象徵放鬆與和諧，據信能夠招來好運。

• **把壞掉的東西修一修。**修理家裡壞掉或運作不良的物品，因為這些東西會製造負面能量。水管漏水了就趕快找水電工來！所有的門窗抽屜應該要能毫不費力地打開。為什麼要被能夠輕鬆解決的小問題搞得氣噗噗呢？門把確實鎖緊，功能正常。你就會發現實際上「掌握一切」帶來的變化有多麼美妙。

・**觀察成雙成對的原則**。朋友說有一次她班機延誤、錯過轉機班機、加上飯店供不應求，最後只好在曼哈頓隨便找個地方過夜。雖然稱不上廉價旅館，但也相差不遠了。她的房裡沒有東西是成對的。床頭板和兩側的床頭櫃不配，甚至那組床頭櫃本身也不成對，五斗櫃的手把、洗手台和浴室裡的水龍頭、門把全都不相稱。雖然很好笑，但也讓她全身不對勁……她等不及離開那裡，去自己選的飯店房間。

我朋友的反應跟風水智慧恰好一致，為了達到和諧寧靜，請保持周遭環境的和諧。把不成對的床頭櫃換成一組，能促進關係的對等。兩盞一模一樣的夜燈透露出你想要和另一半分享人生和住家的心情。花瓶、掛畫、抱枕等裝飾都應該成雙成對。

・**斷捨離**。回想我那接近秋天就會來的壞心情，那段時間裡，公寓被將近四十件外套大衣包圍的景象總讓我害怕。我也沒有錯，風水認為囤積在實質上、精神上與情緒上都相當危險。凌亂的房子代表著凌亂的心靈，會影響工作、人際關係跟心情。如果你家太擁擠，機會就沒有進來的餘地。如果家裡沒有給機會空間，人生也就沒有空間給機會。

我的藥草師朋友說根據季節採收是女人的天性：春季採藥草、夏季採水果花卉、秋季採蔬菜、冬季採樹皮果子。由於人們的生活所需不再直接取自於自然，便開始收集物品來填滿家

裡——太多永遠不會再穿的鞋子洋裝、小時候的玩具和書本、廚房用具、小東西、不會整理的文件。斷捨離是幫助情緒最重要的步驟之一。整理諮詢顧問近藤麻理惠的暢銷書《怦然心動的人生整理魔法》建議讀者只留下會一直帶給自己快樂的物品就好，其他的東西都可以丟掉！[2]

• **正確擺設床鋪**。這對安穩和諧與一夜好眠都至為重要。最好床的兩側都能通行。避免直接把腳對著門口。盡可能把床頭靠著穩固的牆壁，這能在床鋪周圍營造強而有力的能量，睡覺時能有更有力量，也讓你能保持能量。風水警告不要把床腳靠著牆壁，這樣會阻礙事業，也會引起足部和腳踝的問題。能從床上看到門口也很重要，但是不要對齊門口。成對的床頭櫃能夠營造穩固且平衡的能量。

• **清空或整理床底下的空間**。把有的沒的塞在床鋪下面雖然很吸引人，但別這麼做。風水專家說人在睡覺時，潛意識會敞開並吸收能量。你可不想要負面能量卡在空氣應當自在流動的床鋪底下。不過，要是你住在狹小的空間或分租房間，那可能無可避免。最重要的原則就是：床底下不要亂堆東西。那該怎麼做呢？用箱子或有蓋的容器，它們要能輕鬆收納進出床底。容器裡儲藏的東西應乾淨整潔，別把武器或尖銳的金屬物品、前幾段感情的紀念品或任何待處理的東西塞在那裡。

• **檢視臥房的藝術品**。雖然很多人都會在房間擺設家人、朋

友或小孩的照片，但風水卻說這大錯特錯。不少風水專家認為，此舉會導致在你應當專注在自己及伴侶身上以及好好休息時，心裡卻想著他人。也有人相信孩子或親戚的照片會變得像是在監視你，會造成焦慮或無法專注。考慮把那些照片換成有花草自然的平靜圖片。

· **減少在房裡使用電子產品的時間**。現在似乎不可能有雙手空閒下來的時候，就連在床上也是。謹慎並聰明地使用，才不會擾亂能量的流動。例如，螢幕的藍白光會造成失眠，因為它會讓大腦保持清醒[3]。電子產品不應該帶進房間，如果非得使用，睡覺前把它們收進衣櫃或是闔上的地方。有個病患甚至不在房裡放電視。她說：「電視創造不適合睡著的能量。」凌亂的電線也會讓能量打結，無法自由流動，所以要確保所有的電線都收納整齊。

· **妥善利用色彩**。有個朋友把客廳的一小面牆漆成最喜歡的寶藍色。每次經過她都非常雀躍。油漆很便宜，也只在一面牆壁而已（當然得先徵得房東同意），就算只是朝著浴室裡面那扇門，也能夠讓你的一天增添一絲喜悅和一抹微笑。我會在第十一章談論更多色彩，但現在可以先想想一面有魅力的牆壁，能夠讓人經過時提振精神，會是件多好玩的事情。

色彩可以讓空間變平靜、悲傷或充滿朝氣。花點時間仔細挑選臥室的牆壁顏色。思考你想替房裡帶來什麼樣的能量，選擇能

夠實踐構想的色調。如果你能夠重漆整個空間，考慮那些能夠安撫或提振精神的顏色。放膽去做吧！

- **脫掉鞋子**。當然這是保持家裡清潔的實用方法。如果你住在一個污染嚴重的都市，那就得小心自己從人行道、手扶梯、樓梯間等處沾染到的東西，可能從動物到人類的排泄物都有。在大門的衣櫃裡放一個籃子或鞋架，專門給「外出」的鞋子，另一個拖鞋籃則是給自己和客人。

- **想想家的形狀**。根據風水理論，世界是透過五種元素形成：金木水火土。每種各代表了一種形狀：金：圓形；木：長方形；水：波浪形；火：三角形；土：正方形。

擺設家具時用上這些形狀，就能讓五種元素自由移動。你可以有一面圓形的鏡子、長方形的餐桌、方形的深碗、三角形的花瓶和有流線線條的畫作。

- **加點流水**。為了健康，人會想要活動，所以在身邊放上流動的水能夠擊退停滯不前的感覺。水盆的嘩啦水聲代表著健康的氣。可以考慮家門前放置流水造景，或者在辦公桌上放個小小的流水盆。

- **善用鏡子**。鏡子是相當重要的物件：因為它能反射光線，也能反射能量。但鏡子擺放必須正確，才不會反射負面能量。在大門放鏡子是好事，因為這樣能防止負面能量進門。還有，確保鏡子照映出來的影像美麗且正向，也是至為重要的事情。如果鏡

子前面放的是美麗的花束，那麼經過時就會看見自己和花朵。心情不好或傷心時，這會讓你好過一點。雖然很多人會這麼做，但不建議在臥室裡擺放鏡子，特別是面對床鋪的鏡子，可能會干擾睡眠。

• **尋找柔軟的邊緣**。尖銳的邊緣叫作「殺氣」，具攻擊性的氣。風水思想建議我們盡可能避免尖銳的邊邊角角。家具和植栽建議擁有圓潤平滑的邊角，因為這樣才有助於能量的流動。

• **注意角落**。兩面牆交接出形成的角落，在風水師傅眼中都是煞。忽略這些煞可能帶來家裡的焦慮。不過在角落掛上一盆花或風鈴，或者放盞立燈，都能夠讓尖銳的角落柔和下來。

• **在屋裡添加玫瑰粉晶**。玫瑰粉晶據信能夠招來桃花，多寵愛自己，療癒受傷的心靈。可以購買一整塊的玫瑰粉晶、或是心型粉晶、粉晶燈，放在臥室裡面。

• **點上精油、蠟燭或是香氛線香**。這能夠幫助家裡的能量：火和氣，同時有提振和舒緩的功能。線香和蠟燭有兩種功能，一是散發好的能量，二是淨化空氣。推薦謹慎使用含有精油的天然蠟燭（見第六章）。

• **多加注意浴室**。淋浴時，你會去除一整天累積的壞能量，這是件好事。但浴室也有把水流往下往外流出家門的能量。在風水思想裡，水代表財富。你可不想要流失財富，所以把水流倒回來便相當重要。為了平衡水木兩行，後者代表了往上活動和成

長，所以在浴室放上一盆植物，或者一張美麗的樹木圖案絲綢，或者幾張樹木的照片都可以。

記得使用後就把馬桶蓋放下來。這樣能夠減少浴室的濕氣，降低黴菌滋生。但更重要的是，沖水的時候若沒把蓋子蓋上，細菌就會從馬桶裡往四面八方移動，遠達 1.5 公尺。

浴室應該乾淨並依照氣的流動來安排，但這裡還是負面能量會聚集的地方。所以不管裝飾得再美，浴室的門應該隨時緊閉。

在大自然中尋找安全的地方

如果你老是皮質醇過高，時常處在壓力狀態，便很難達到理想情緒。這就是多看綠色植物相當重要的原因。可惜我的診所在紐約市，所以我相信不少病患受「大自然缺失症」所苦，這是理查‧洛夫在《失去山林的孩子：拯救「大自然缺失症」兒童》一書裡造的詞，也是我最喜歡的字詞之一。他在書裡描述年青人和自然疏離後會發生的事情。他把缺少自然這件事，連結到一些困擾人的兒童問題，像是肥胖、注意力缺陷和憂鬱症的增加[4]。

不幸的是，愈來愈多的人被迫離開自然。一項英國調查就發現，參與調查的半數大人小時候一週至少在外面玩七次，但他們的小孩卻只有 23% 的人能夠這麼做[5]。《自然》期刊裡發表過一篇調查，顯示都市生活增加社會壓力[6]。磁振造影掃描顯示大量

暴露在都會環境下，會增加杏仁核的活動，杏仁核是大腦結構裡涉及情緒的部分，像是恐懼以及釋放壓力相關的荷爾蒙。根據這項研究，杏仁核「大大涉及了焦慮失調症、憂鬱症和其他行為，像是暴力等在城市尤其多見。」研究員也發現，十五歲以前居住在都市的人，腦部協助管理杏仁核的部分，會經歷較多的活動[7]。所以說，如果你在都市中長大，比起那些成年後才搬到都市裡的人，你更有可能對壓力有永久性的敏感度。

的確，科學研究證實大自然是找回寧靜，到達理想情緒的地方。在林間走一小段能夠替情緒帶來卓越的改善。史丹佛大學的波特曼（Gregory Bratman）教授設計了一項實驗，請受試者在大自然和在都市環境中散步五十分鐘。與在都市中散步的人相比，在自然中散步的人感覺到焦慮、煩悶和負面情緒降低，記憶力提升[8]。

這些改變並非情緒上的而已。大自然在生理學上似乎也有療癒作用。舉例來說，由千葉大學宮崎喜文（Yoshifumi Miyazaki）領導的日本研究團隊，就派了八十四名受試者前往七座森林探險，同樣人數的受試者則在市中心行走。在森林散步的人中了放鬆大獎：整體而言，他們的皮質醇降低 16%，血壓降低 2%，心跳降低 4%[9]。「散步四十到五十分鐘似乎就足以帶來生理和情緒的轉變，」芬蘭坦佩雷大學心理系教授柯佩拉（Kalevi Korpela）如此說[10]。這是為什麼呢？認知心理學家史崔爾（David Strayer）

提出假設：「身處在自然裡，能夠讓大腦的指揮中心前額葉皮質區冷靜並放鬆下來，就像過度使用的肌肉一樣 [11]。」

實行森林浴

這麼說來，處在自然環境中，就算只有三十分鐘，也能夠療癒心情嗎？答案當然是迴盪不已的可以以以～～～！在日本，科學家便發現在花時間處在自然中的人（所謂沐浴在森林裡），會呼吸進「有益的細菌、草本精油和負離子」，這些與腸道的細菌產生互動，能增強身體免疫系統，增進心理和生理健康 [12]。

這個減壓的方法在日本 1980 年代發展起來。日本和南韓研究者都發現，若你去自然園區並放鬆心情去散步，身體也會冷靜、重建、重生起來。被樹木包圍，吸取其香氣，確實有助於療癒身體和心靈。如果無法到森林去，只是在一兩棵樹旁邊活動也會有所不同。

研究發現樹木的香氣分子是易揮發和有機的成分。1928年，俄羅斯生化學家托金（Boris P. Tokin）創造了「芬多精」這個詞，指的是樹木的草本自我防護系統。樹木會散發各種精油來保護自己，免於病蟲害 [13]。松木和不少針葉木都會釋放大量的芬多精來保護自己。森林的空氣不光只是感覺起來比較乾淨清新。研究顯示吸收芬多精確實有助改善免疫系統。當我們吸收進那些

精油時，精油也保護了我們！

------------------------ ## 就算泥巴都能讓人開心！ ------------------------

　　近期的研究指出土壤中含有自然的抗憂鬱成分「母牛分枝杆菌」（Mycobacterium vaccae）──沒錯，就在你家花園裡！因為能夠增加大腦的血清素含量，所以和抗憂鬱藥物有類似的效果。就連癌症患者都發現這個療程帶來較好的生活品質 [14]。說不定這就是為什麼大家喜歡園藝，也發現園藝很放鬆身心的原因！他們在挖土的時候把這些好菌都給吸進去了。

　　花點時間身處在大自然中有助於調整情緒，想必相當清楚明瞭了。首先，你會覺得冷靜和放鬆一些，所以不需要處理那些都市生活帶來的情緒包袱。再來花點時間在「大自然」裡，像是在山裡健行或是遠眺海洋，都能擴展你的視野。這能夠提醒我們，不論眼前的困難看起來多嚴重，它們實際上只是生活中微不足道的一部分。

　　我也確實深信，觀察那些貌似自然世界的災難，也是連結自己和直覺的完美公式。這麼做能讓你更宏觀、更有遠見。這能讓你更知足，知道有些時候貌似災難的事情，其實會讓你因禍得

福。這個想法讓我想起某個藥草師告訴我的故事。她剛在森林旁邊買了一個地方，她很喜歡在那邊散步——毫不意外！不過一場無預警的森林大火讓她心碎。火勢撲滅後，她家後面望出去的景色相當無情——太多樹木被毀。不過她馬上就注意到刺毛萵苣開始在焦黑的土地上生長。這是一種安撫型藥草，能夠抑制身體的燥熱，消除疼痛。

看著這個藥草治療大地，她喜不自勝。然後她才明白那場大火的好處，以及自然如何引進植物來舒緩那個區域的土地和動物。

當我們深陷特別是都市生活的日常庶務時，放眼自然，學著了解平常見不到的遠大宏景。這個想法能帶來平靜，替直覺自我打氣。別忘了有樹木和植物長伴的理由有很多，其中一個就是幫助你達成情緒和身體上的平衡。

注意環境中影響心情的因素，鼓起勇氣做出即使是微不足道的改變，都能幫助你通往理想情緒。

打造一個保護泡泡

有些人會把你的正能量和平靜心情全都打亂，這些人就是我說的「能量吸血鬼」。

——茱迪斯・歐洛芙（Judith Orloff）
《共感人完全自救手冊》（*The Empath's Survival Guide*）

　　許多人在人生的旅途中感到無助。他們似乎無法分辨自我與圍繞在周圍的這個世界，他們深深受到新聞報導的災難事件、朋友和鄰居的挫折以及社會不公不義的負面事件所影響。他們可能會為其他人的情緒和悲苦感到傷心不已，甚至可能因此而無法正常生活。我的一些客戶告訴我，他們整個人就像一道裸露的傷口，而這個世界不斷地在傷口上灑鹽——疼啊！其他人則形容自己像個針插，一直被針刺著，這應該是加倍疼痛吧！雖然有些

女性用上述的言詞形容自己，但一般來說她們都覺得自己過得還好，只是和某些人待在一起或在某些特定情況下，才會覺得身陷險境，不知道該如何保護自己。

相信你的直覺

如同我在前幾個章節所提到，我們都從圍繞在周圍的環境或人身上接收和釋放能量，有些能量是正面的，但有些能量是負面的，甚至極具破壞性。在第九章中，我們探討了如何發現並建立一個具保護性的環境，但是關於人這部分該怎麼做呢？就利用直覺吧！你的直覺可以感應到自己在誰身邊感到安全，哪些人令你感到不安。通常難相處的人會發送出讓人感覺毒害的波頻，因此，當你遇到令自己感到疑慮的人時，請像遇到不安的環境一樣，先停下來，深呼吸，然後問自己下列這些問題：

‧ 我知道這個人在我生命中扮演的角色，但是她給我的真正感覺是什麼？

‧ 在我的直覺中，我是否感到自在或是擔心，彷彿需要逃跑？覺得他或她會對我造成危險？

‧ 這個人讓我覺得悲觀？慌亂？疲憊？憤怒？或是需要防備嗎？

- 我真正需要花多少時間和這個人相處？
- 在他或她的身邊，我會覺得不自在也不安心嗎？
- 我覺得自己被操控嗎？
- 這個人是否輕視或無視我的想法或感受？
- 他或她是否非常自我，以至於讓我覺得像個隱形人？

倘若你發現自己在某個人身邊感到不舒服，為了保持內心的平靜，請建立所謂的保護泡泡。

覺察你的身體泡泡圈

我們可能認為自己需要想像圍繞在身體周圍有一個隱形的保護泡泡，然而身為科學記者同時也是《身體有自己的想法》（*The Body Has a Mind of Its Own*）一書的作者珊卓·布萊克斯利（Sandra Blakeslee）指出，其實這個保護泡泡一直都在！「請站起來，伸出手臂，張開手指，上下左右地揮動，兩隻手伸直，從頭上往兩旁畫一個大圓圈，然後盡最大可能擺動你的腳……這個在你身體周圍手臂可達到的隱形空間——亦即神經科學家所謂的身體感覺空間（peripersonal space），是屬於你的一部分……你的存在不僅止於實際體積的那個你……」事實上，你就像行星一樣，周圍充滿了能量氣層。哇[1]！這是多麼新奇的想法啊！

真是這樣嗎？當然如此，我們可以從日常經驗中直覺地感受到自己的保護泡泡，特別是有人未經同意就靠我們太近，「侵入了我們的個人空間」，讓我們感到不自在。在電視影集《歡樂單身派對》（Seinfeld）中，演員們戲謔地拿「近距離交談者」開玩笑，形容這些人有多令人毛骨悚然。事實上，當我們身處於一個擁擠的空間（像是尖峰時間的捷運車廂裡），大家通常傾向於抬頭往上看，避免和與我們摩肩接踵的陌生人目光接觸，只為了保留個人不受侵越的完整性。有趣的是布萊克斯利告訴我們，科學家發現了人類的大腦不僅能夠建置身體內部各項功能的運作模式，還能夠掌握圍繞在我們周遭的空間與能量。

你可以進入並啟動自己的隱形保護泡泡以隔絕別人的能量，這樣他們的負面情緒和所說的話就不能影響你，這麼做也能幫助你到達理想情緒的境界。我是在茱迪斯・歐洛芙博士的演講中[2]，第一次接觸到保護泡泡這個概念。「創造你的保護泡泡需要想像自己的整個身體周圍都被白色的光包圍（或任何你覺得能傳遞能量的顏色）。」歐洛芙博士繼續解釋道：「把它視為可以擋掉負面或讓身體不適的所有因素，然後只讓積極正面的透進來。」運用你的保護泡泡阻止任何想要消耗你的時間、精神、平靜、情緒上的穩定或能量的人。你的泡泡可以是任何你想要的形狀、顏色或紋理。只要覺得受到威脅，就能夠直覺地，或是按下一個想像的按鈕，啟動這個保護泡泡。聽起來可能有點瘋癲，有點像是超

級英雄才有的能力（其實這可能也是超級英雄的特質），但是你確實也擁有這項能力。

你甚至可以在許多人散發出讓你感到負能量的毒害環境裡，利用這個技巧。我的一位朋友在她七歲孫兒約書亞的生日當天，開啟了她的保護泡泡。在孫子的堅持下，她的女兒和女婿在一個非常嘈雜的披薩餐廳舉辦生日派對，餐廳裡到處都是遊戲機、閃爍的燈光、接連不斷的尖叫聲和一堆不受控管的小孩。本就個性內向的她，一踏進餐廳就呆住了。「我要怎麼在這個瘋孩堆中忍受三個小時？」她在心裡想著。然後她想起了自己的保護泡泡，她安靜地坐在一張長椅上，想像身上披著一條能夠讓自己靜心的毯子，然後盡可能將喧鬧擋在毯子外，她微笑著撐過了整場派對。

當你開啟保護泡泡時，請記住，這麼做不是對他人冷漠，你只是單純地幫助自己待在大夥身邊，如此一來，他們的強烈情緒才不致於影響你的心情。以下是幾個重要的注意事項：

‧ 沒有人會注意到你已經啟動了自己的保護泡泡，這是專屬於你的祕密武器。

‧ 你沒有為了保護自己而傷害到任何人。

‧ 你還是能夠和善且溫柔地，對待那些能量被你阻擋在外的人。當他們對你「倒垃圾」的時候，你可以真誠地看著對方的眼睛，或者大聲尖叫。你不必無視於他們的存在──只要別吸收到

他們的負能量就好。

　　‧ 你不需要停止喜歡，或甚至愛某個人。你需要做的，只是消除他們當下投射到你身上的負能量。

　　‧ 你可以在任何需要的時間點啟動保護泡泡，即使你只是覺得累了，無法再即時接收另一個人的人生劇場。

　　‧ 當你啟動保護泡泡時，其實是給其他人一個表達的機會，讓他們在不會影響你的狀態下，把煩心的事通通抒發出來。這可以是一個雙贏的狀況。因為這些人需要的可能只是「倒垃圾」，而你可以安全地在保護泡泡裡傾聽和支持對方，卻不會承受沈重的壓力。

　　‧ 你依然能夠維持能量，但又可以保有自我的強大。

那些你能夠和不能控制的事

　　事實上，我們對生活並沒有太多真正的主導權。早上醒來時，你無法預期稍後開車在高速公路上時會爆胎，或是一場大雷雨將會造成社區停電，或者小孩得了急性腸胃炎必須緊急就醫。所以，很多事情都不是你能夠改變或掌控的，但你仍然必須振作，用心生活。有一句我非常喜歡的話是這麼說的：「我們無法控制生活中發生的事，但是我們可以控制自己的應對方式。」或許你沒有能力抵禦那些意外和不可預期的人生轉折，然而你可以

調整自己的反應。

　　你的能量亦是如此。你無法控制其他人的能量釋放，但是這些負能量也不能真正地使你感到悲傷、憤怒或不舒服。因為，你有能力抵禦那些衝著你來的負面話語和情緒；因為，你的大腦有一個不斷運轉的祕密獨白。你能夠決定自己想要如何感覺，想接受多少另一個人的能量。如同聖雄甘地所言：「我不會讓任何人的髒腳走進我的思緒。」想要建立一條界線或許並不容易，特別是逼近的是跟你非常親密的人，有些人可能會試著用最不可理喻的方式來「打擊」你，但是你可以承受他們想要你接收到的感覺，或是你也可以接收自己想要的感覺。因為你的想法，是你在這個世界上唯一永遠擁有自由選擇的地方。

　　而這個保護泡泡將為你抵禦其他人的負能量，從而改善你的情緒（除非你受到身體或情緒上的虐待，在此情況下請務必立刻離開現場並尋求幫助），讓你即使身在一直不斷抱怨訴苦或甚至想要傷害你的人身邊，都能感到安全一點。

------------------------------ 建立你的個人保護泡泡 ------------------------------

　　我有位快要撐不住的朋友，想像自己披著一條有保護作用的毯子 —— 有點像是《哈利波特》中出現的隱形斗篷，或是電視影集《星際迷航》裡常用的隱形裝置。不過你的保護可以是任

何形狀或形式，只要運用你的想像力！試著想像自己整個人都被一團白光包裹住，或者皮膚上多了一層幾公分厚的第二層肌膚。這層保護泡泡能夠吸收、甚至反彈有害能量。如果有害能量是被吸收，會讓你的保護泡泡更強大；若是反彈，就要小心囉！因為被反彈出去的有害能量沒有目標，它可能會隨處彈跳，然後擊中你身邊的任何事物或任何人。不過，這仍舊可能是最好的防守方式。

　　或許你需要多次的練習才能自在使用這種保護機制，也需要一段時間才能熟練。然而如果處於壓力狀態下，就不是練習的好時機。最好事先計畫，在情緒比較冷靜或放鬆的時候，再進行想像的實驗，之後當你處於高度壓力時，或是和把你的正能量榨乾的人相處時，就能夠自動進入保護泡泡模式。倘若你居住在一個擁擠的城市或繁忙的環境裡，不妨每天都進入泡泡中，或只是在需要的時候啟動。以下是建立保護泡泡的步驟：

　　• 早晨起床前或晚上睡覺時，完全放鬆身體，儘量躺直並閉上眼睛。接著進行書中第八章教過的深呼吸技巧。

　　• 如果你覺得肌肉緊繃，試著利用冥想的方式，然後從腳趾頭、到腳踝、再到小腿……由下往上一直到你的頭部，慢慢地緊張感釋放出去。專注地放鬆。

　　• 想像一道符合你身形的耀眼金色或白色的療癒光罩（或你選擇的任何顏色），想像這個光罩照射到你的身上，並從頭到

腳、從前到後地把你完全包覆在裡面。你現在整個人都在保護泡泡裡，被它的力量保護著。

· 這個保護泡泡可以有觸感，甚至有味道（茉莉花、松樹林、大海或是你母親烤餅乾的香味），或任何能讓你覺得安心的東西。

· 慢慢地深呼吸幾次，感覺到你為自己建立的安全感。

· 如果你認為自己已經能熟練地啟動保護泡泡，則可以在白天時不定期地啟動幾次，以便在真正需要的時候能夠立即派上用場。

· 有的人會買一條項鍊或手鍊，來提醒自己擁有啟動保護泡泡的能力。有些半寶石，像是紫水晶、青金石、粉晶、茶晶以及黑碧璽，都具有保護性。你可以找一些鑲有這些半寶石的珠寶飾品，提高安全感。

▎ 如果遇到了問題

調整並學習使用你的保護泡泡需要時間與練習，但是絕對值得。因為保護自己免於受到其他人的負能量影響，有助於開發並維持理想情緒的狀態。你可以在工作時，利用一些助力來幫助自己不受其他負能量的影響。

▌ 利用陽光

假若你在受到攻擊時無法啟動自己的保護泡泡，請立刻走到窗戶邊，抬頭看向陽光處，並接收光的療癒能量。如果當下是冬天或晚上，則可以接收燈泡傳出的熱量。也請記住這句老話：「在最黑暗的時刻裡，我們必須專注地看著那道光。」

強化自我：確保自己擁有充足的睡眠與飲食，唯有讓身體愈強壯，才愈能夠抵禦針對你心理與情緒而來的攻擊。所以當你吃或喝東西時，請對自己說：「這個食物（或飲料）能為我帶來保護自己的能量。」

仰賴水的保護：洗澡或坐在浴缸裡時，讓水發揮保護作用。想像水將你身上從其他人那裡接收到的負能量沖洗掉，流進排水孔裡。讓水灑遍你的全身，成為保護你的一部份。

離開：倘若你覺得快要無法承受，請立刻離開現場，不要覺得不好意思，盡可能遠離對方的能量範圍。你當然可以當個溫婉又友善的人，然而如果你覺得受到某個人或團體的威脅，請允許自己不需解釋或感到內疚地離開。嘗試從其他地方找到好的能量，打開冰箱或冷凍庫清涼一下，或是站在暖爐旁讓自己感到溫

款。想像這股冷空氣或熱量，將負能量通通吹走。

▎另一種觀點

　　荷蘭順勢療法專家丁納斯‧史密特斯博士（Dr.Tinus Smits）認為，他的許多求診者很難將自己和這個世界之間隔離開來，原因出自於他們出生後，身上的胎脂太早被洗掉[3]。胎脂是孕期最後三個月時，包裹著胎兒全身的一層奶油狀白色天然生物膜，這層蠟狀的外膜，能保護新生兒的肌膚，如果出生後不被立刻沖洗掉（現在大多數的醫院都會這麼做），就能幫助新生兒的肌膚在出生後的第一週裡，適應子宮外的生活[4]。

　　胎脂是一種極為吸引人的物質，不但具有生理功用，同時也有情緒和精神層面的存在價值。舊時期的老助產士都會建議產婦，讓胎脂在嬰兒身上保留幾天，好讓新生兒從原本住在羊水中的生活，順利過渡到充滿空氣的世界。

　　史密特斯博士在他的順勢療法中發現，如果他給患有無法建立界線的病人小劑量的治療用胎脂，就能夠幫助他們建立情緒界線，讓他們在這個世界上更能發揮自我。在他的著作《順勢療法的啟發》（*Inspiring Homeopathy*，暫譯），史密特斯博士極力推崇既然胎脂能在妊娠期間保護胎兒，邏輯上來說應該也能保護患者抵禦外來的影響。

　　他在書中寫道：「胎脂的本質，就在彌補內在能量與外在能

量切割時的不足。這樣的狀態很容易就會發生，就像一個人走在街上會接收到某個失去母親的人的哀痛，某個離婚的人的仇恨，某個必須面對艱困景況的人的焦慮，或是某個遲到的人的緊張，以及整個城市的焦躁不安。[5]」

我發現通常女生只要使用幾滴順勢療法的治療用胎脂，就能夠幫助她們學習如何和這個世界建立適當的界線。不過除了這個藥方，我還會教導患者建立一個想像的能量泡泡，來保護自己免於受到時常環繞在四周的負能量所侵襲。

將保護泡泡融入生活當中

我的一位患者莎莉就快要生產了，她非常擔心，因為她的母親喬伊絲會在寶寶出生後到家裡來幫忙。許多女性都很歡迎有經驗的母親來分擔育兒的工作，但是莎莉卻感到惶恐，因為過去兩次喬伊絲照顧孫子時都需要莎莉多次地提醒和小心，反而讓莎莉時時處於緊張狀態，耗費更多的體力與精神，所以這一次她決定拒絕母親的好意，雖然這麼做肯定會傷喬伊絲的心。

在我和莎莉討論建立保護泡泡的方式之前，我提議先使用治療用胎脂，然後我們也嘗試先做一項練習。我請她在一張紙的中間畫一條直線，分出左右兩欄，接著在其中一欄寫下喬伊絲的所有優點，另一欄則是讓她比較難接受的特質。第二個部分顯然容

易多了，因為莎莉在寫出喬伊絲優點的那一欄思索了一段時間，幸好最後兩欄都完成了。接下來，我請莎莉針對自己做同樣的事，我們再比對這兩張紙。

莎莉對自己所寫出的項目感到震驚，在「優點」的部分，她和母親喬伊絲都同樣：誠實、努力、關愛、樂於幫助他人。莎莉一直膠著在母親如何讓她煩惱，以至於忽略了喬伊絲的正向特質，這才發現兩個人竟然如此雷同，也令莎莉感到非常訝異。她長久以來認為自己和母親是完全不同的兩個人，所以從未思忖過兩人的相似處。在負面的欄位裡，莎莉寫到喬伊絲是個完美主義者，愛批評，而她自己則是時時需要被關懷、是個孤獨的人。

我必須承認喬伊絲的那些特質的確挺令人厭煩，但並不具危險性。假使莎莉寫的是喬伊絲有暴力傾向、不值得信任、衝動、控制狂、消極、或成天喝醉酒，我會提高警覺，甚至建議她告訴喬伊絲離他們遠一點。但是，我覺得應該可以找到解決的方法，讓莎莉覺得安全又能得到她需要的產後協助，而喬伊絲也會很珍惜的時光。

首先，我教莎莉保護泡泡的功能，以及如何建立屬於她自己的保護泡泡。我們談到她需要多多練習，並應該在產前就能使用這個自我保護機制。我們隨後也談到了更實際的問題，我們決定既然喬伊絲是真心想幫忙，而且莎莉的其他兩個孩子也很愛這位祖母，所以應該找出讓喬伊絲加入迎接新生兒到來的行列，但又

不至於令莎莉坐立難安的方法。

　　莎莉和我最後完成了另一個清單，上面列出喬伊絲可以幫忙的事項，這些都是一些家庭瑣事，莎莉也從沒想過要她的母親去做。第一項是整理兩個小孩的衣物，把不能穿的衣服打包送到慈善機構，接著她可以把剩下的衣服摺好或吊掛在衣櫃裡。莎莉知道自己的母親會喜歡做這件事，因為喬伊絲本身就很愛整理東西。接下來，由於兩個孩子正處於增進閱讀能力的階段，所以莎莉決定買一些新書和語文相關的桌遊，讓喬伊絲可以在莎莉休息或餵寶寶喝奶時，讀給另外兩個孩子聽，或和他們一起玩。莎莉也列出祖孫三人可以一起去戲院觀看她無法陪孩子參加的戲劇演出，這同時也會讓莎莉有一些獨處的時間。

　　我們把這些討論事項都寫了下來，這樣莎莉就不必對喬伊絲做過多的解釋。我們也寫下一些固定行程，像是請喬伊絲接孫子放學，莎莉知道這些事會讓她的母親很有成就感，我們讓喬伊絲忙得很，希望到了晚上她會累得在孩子上床後也立即入睡——結果真是如此。

　　我們一起將原本可能發生的負面經驗，透過事前的準備和深思熟慮，變成正向的經歷。莎莉順利生下了一個漂亮的小女嬰，也決定在寶寶出生後的前幾天不洗掉胎脂。莎莉最後非常感謝母親的到來與協助，當然喬伊絲在這期間還是偶爾令人惱怒，但是莎莉的保護泡泡幫助她安然度過那些時刻。莎莉也真的非常珍惜

因為母親的陪伴所給予她的寧靜片刻，她才能在和緩的氣氛中休息並哺育新生兒。

經驗之談

你曾聽過下面這句話嗎：「我知道上帝不會交付任何我做不來的事，我只希望他不要那麼信任我。」沒錯，我自己也曾多次有過這種感覺。那麼，我們該如何面對在我們人生裡帶來挑戰的人呢？那些我們必須與之相處，但卻讓我們不甚愉快的人？喬爾‧奎斯伯格博士（Dr. Joel Kreisberg）是我的其中一位人生導師，他是一位中西醫整合醫療的醫師，也為我解決了上述的難題。他解釋道：「這位找你麻煩的人，無論他或她多麼討人厭或令人惱怒，其實都是在教你一課。所以請問自己：『我可以從中學習到什麼？可以學到什麼智慧，讓我成為更睿智或更有耐心的人？』並且感激這個難得的機會。」

有人說，除非我們學到其中的課題，無論那是什麼，否則我們在人生中將不斷遇到同樣的考驗。奎斯伯格博士和病患展開一項他稱之為意識練習的治療，他促使他們覺察真正發生的事──而不是一味地怪罪別人。他請患者冷靜下來，深呼吸，然後注意自己或是其他人才是激起狀況的一方。問自己：「我對另一個人產生了什麼影響？」你可能會開始覺察到自己在這個狀況下的處

境，而不只是依照他人的行為舉止做出反應。奎斯伯格博士提醒道：「思索每一個瞬間，誠實地檢視自己是否可能做出激怒別人的事，所以那個人才正激怒著你。[6]」

或許你所謂的仇人，確實令人討厭，卑鄙、毫無耐心或自戀成狂，但是其中還是有你可以學到的教訓。當莎莉比較自己和喬伊絲的特質時，我們對於可能讓她心情低落的人選，進行了一段長時間的討論。我們探討她可從觀察母親的行為當中學習到的部分，之後，我幫助莎莉以更具同理心與仁慈的態度看待喬伊絲，然後引領我們將喬伊絲的到訪變得更愉悅。在這過程中，莎莉也打開了視野，看見自己對其他人的影響。

卡巴拉（Kabbalah）教練希夢娜·祖克尼克（Shimona Tzukernik），創建了「法則」（The Method）的修煉，她告訴我：「人類的本能就是生存，而根據個人的成長過程和經歷，也被訓練成用不同的方式來面對事情。讓你苦惱的人，可能根本無意這麼做。」她說：「這不是針對個人，而是心理。[7]」這也是希夢娜的治療對象最喜愛的名言之一，她建議用另一個人的角度——透過他或她的視角，來看整個狀況。希夢娜告訴我：「帶妳自己跳脫自我，然後默默地聆聽，在別人說完話之前，別讓妳的思緒暴衝，準備反擊。停下來，專注在妳需要學習的功課。」從個人的觀點、成長經驗或生存機制來看，另一個人的觀念可能並不正確，但是當你能夠透過他或她的角度，或許就能獲取解決

問題需要的啟發和見解。

　　希夢娜繼續說道：「你在生命中將會遇到為你特製的狀況和挑戰，這些最終都是對你有益的。如果遇到困難，就會有成長的機會；如果你當下選擇逃避，那麼將來還會遇到同樣的難題。」成長不會自動來到你的面前，然後拍拍你的肩膀說：「嗨！我在這裡，我是你的挑戰和機會。」它會來自你最意想不到的地方——從窗戶、煙囪或是水管而來。「痛苦，是人生避免不了的經歷。」希夢娜對我說：「但是痛苦是一種選擇！你要選擇相信事物或人所帶來的不同痛苦是有意義的。」如同歐普拉所言：「將你的傷轉變成智慧。[8]」

　　所以，倘若你無法改變週遭的人事物，為了自己的心情著想，你必須改變自己的反應來保護自我。

　　現在……就來建立屬於你獨特風格的保護泡泡吧！

用顏色為自己打氣

純粹的顏色，不帶任何隱喻，也沒有固定的形體，能以千百種方式與心靈對話。

——奧斯卡・王爾德

　　女兒擔任我公司的經理已經好幾年了，我發現有些女性似乎能夠把自己打理得很好，即使在人生中遭遇困難或危機，還是能夠掌控情緒。我們觀察到當其他人面臨幾近憔悴枯槁、失落、幾乎快承受不了的局面時，這些女性卻顯現出一種沉著、穩重、隨時做好準備的特質。其中的原因我們也不求其解。我的所有客戶幾乎都經歷著新手母親的嚴峻考驗，沒有一個睡得好，有些還因為被其他孩子總是要引起注意的行徑搞得身心俱疲，許多女性甚至經常感到身體上的疼痛——然而，還是有一群女性看起來好

極了！這聽起來實在不可思議，所以我們詢問這些自信滿滿的女性，是什麼讓她們看起來光彩耀人。

我的客戶萊莎就是個很好的例子。她雙眼含淚地坐在我辦公室的沙發上，手裡抱著相形消瘦的一週大嬰兒。她的第一個孩子不幸夭折，第二個孩子則是一個美麗的女嬰孩，但是哺乳的過程卻不順利。萊莎到我這兒來，是為了確認她餵母乳的方式是否正確。但是我的體重計道出了真相。當她知道孩子每次只喝 0.5 盎司的母乳，但標準是 2.5 盎司時，不禁大哭失聲。她流著淚說：「沒有一件事照著我的計劃，我的生產過程非常痛苦，現在連孩子也喝不夠奶。」她抬起頭看著鏡子裡的自己，然後擦乾眼淚，堅定地說：「即使我的內心被摧毀到痛苦不堪，至少穿在身上的這個顏色讓我看起來容光煥發。」萊莎看起來真的很美……這件衣服的顏色的確適合她。

儘管萊莎歷經了很多事，我也能理解她為什麼覺得受挫，但她看起來令人訝異地風姿綽約。她穿著一件赭紅色的毛線衣，搭配綠色襯衫，十指塗了亮銅色的指甲油，金色的眼影，而她顫抖的嘴唇則是橘棕色的。即使生活不順、事事令她憂煩，她看起來卻猶如溫暖秋日般充滿光彩與自信。

「找出你的顏色」，曾經在八〇和九〇年代風行一時。這個流行風向似乎已過時——畢竟是好幾個世代之前的事，但並不

表示和現在的你以及你的情緒無關。這是因為顏色真的有作用。季節色彩諮詢公司（Seasonal Color Consultation）的凱茲・威廉斯（Cathy Williams）告訴我，八〇年代的流行到了現在有很大的進展。她說：「只要做對了，就能在不同的季節（春、夏、秋、冬）裡，找到展現個人特質的顏色。[1]」

顏色分析在現代又流行起來，而且是很流行！許多色彩諮詢師和時尚設計師（這個工作也包括色彩分析）的工作對象不乏名人、企業家、律師和其他人。有些訪問對象告訴我，他們為電視新聞主播和個人提供意見，建議什麼顏色最適合穿在他們身上。從事時尚設計工作已有十二年經驗的葛溫・馬德爾（Gwen Marder），喜歡為她出現在電視前的客戶搭配鮮豔顯眼的顏色[2]。「我真的很喜歡我的主播們穿上色彩，因為觀眾們會有反應。」馬德爾在一篇洛杉磯時報的訪問報導中提到：「顏色能刺激目光，在電視上看起來也賞心悅目。」根據針對女性專業人士、高級主管、以及政治人物的時尚部落客（Corporate Fashionista）指出：「為什麼你在電視上出現時，身上的顏色特別重要？因為根據研究證實，明亮的顏色能激發出正向的情緒。對電視觀眾而言，電視螢幕就像是一幅藝術作品，所以顏色就更為重要。[3]」不過，你不必成為電視人物就能從色彩分析中獲益。

顏色真的有差別嗎？

　　色彩諮詢師的工作就是幫助客戶找出適合的自然光彩，並替他們打造專屬服飾與配件，讓原本不夠完美的客戶突顯出迷人的特質。這群專業人士每天花三到十二個小時，甚至更長的時間，尋找出能顯現特定對象最佳狀態的色調與顏色。他們也分析服裝的材質和剪裁、珠寶樣式、妝容，甚至客戶家裡的牆壁顏色。

　　研究如何裝扮自己似乎很膚淺，也很瑣碎多餘，畢竟一個人不是靠外表來評斷的，對吧？不是嗎？完整形象諮詢公司（Total Image Consultants）的色彩專家金潔・鮑爾（Ginger Burr）和我們分享她手中一位客戶的故事，這是一位職場上的女強人。聽完故事，再由你自己找出答案：

　　我幫一位客戶做完色彩分析之後，她回到家把衣櫃裡所有不適合她的顏色衣物全部清理掉，但基於某個原因，獨留下一件米黃色的洋裝。

　　有一天她穿著那件洋裝去上班，那一整天裡同事們不斷問她是不是不舒服。她一開始一一回答同事自己很好，也很疑惑大家為什麼會這麼問。最後，她終於從鏡子裡發現這件洋裝的顏色讓自己看起來臉色發黃、晦暗無光。直到第四個人問她怎麼了時，她回答：「其實我覺得不太好。」接著，她就請假回家了。雖然有那麼一瞬間，她突然還是想留下這件洋裝，想著如果將來想提

早下班時可以穿著它上班，但最後還是怕老闆終究會發現。更何況她喜歡自己看起來容光煥發，而不是面容枯槁。所以她把那件洋裝送出去，也真正開始相信色彩的力量，明白顏色真的會影響別人對一個人的印象[4]。

就讓我們稱之為色彩療法吧！顏色真的會讓一個人的氣色看起來更健康或病態嗎？顏色會影響其他人對你的印象嗎？顏色會對你周遭的人發送潛意識的訊息嗎？會影響你的感受和對自己的想法嗎？當然如此，為了達到理想情緒的境界，我舉雙手歡呼色彩流行的回歸。

當你無法以言語表達自己的感覺時，顏色就是一種強烈的非語言表達管道。它甚至能在你開口之前，就讓其他人接收到你的潛意識訊息。

---------------- **為什麼需要找出自己的獨特色彩？** ----------------

- 穿對顏色會讓膚色更具光澤，讓整個人看起來更耀眼。
- 會讓你看起來更年輕。
- 會讓你看起來更苗條。
- 會讓你看起來更健康、活力充沛。
- 你的眼睛會閃閃發亮，眼睛下方的黑眼圈看起來就不會很明顯。

- 整體來說，你的神情會顯得比較沉穩。

- 這個專屬顏色會與你的膚色融合在一起，讓臉上的斑和膚色不均的狀況較不明顯。

- 你的皮膚會顯現健康無瑕的光澤（不過，你還是需要用一點遮瑕膏）。

- 以上所有的一切，都會讓你達到理想情緒的境界。

情緒和顏色

用來形容情緒的顏色形容詞很多，像是：「我覺得 blue」，或是「你對我來說是個黑白分明的人」，還有「他憤怒到臉色發紫」、「她忌妒得眼露紅光」、以及「她羞怯地散發出粉紅泡泡」，或者「他感覺有如烏雲罩頂」等等。這些只是少數比較常用的和情緒相關的顏色形容詞，當我們展露出「真正的本色」時，就像辛蒂．露波在歌中所唱的──就會看起來閃閃耀眼。

你今天的心情是灰色的嗎？或者你希望自己在別人眼中閃爍著光芒。根據最新的研究，我們用來描述情緒的顏色，比你想像的更具功能性。一項研究發現，焦慮或憂鬱的人較常用灰色來顯露自己的情緒，而比較開心快樂的人則較喜歡黃色。這項研究結果顯示，顏色可以幫助醫生評估孩童或其他無法用語言表達

的病人的情緒感受——你可以在《BMC 醫學研究方法》（*BMC Medical Research Methodology*）期刊中找到更詳盡的報告。「這是一種不需要語言就能衡量焦慮與憂鬱的方式。」南曼徹斯特大學醫學院（University Hospital of South Manchester）的腸胃病專家彼德·霍威爾（Peter Whorwell）指出：「有趣的是，這或許是比直接詢問病人，更能獲知其情緒的方法。[5]」

藝術、文學與流行文化在歷史以來，都將「黑色」或「灰色」定調為憂鬱的顏色，我們哪會說一個哀傷的人看起來很亮麗？當你處於憂鬱狀態時，整個世界真的也相對黯淡無光嗎？研究顯示，與不憂鬱的人相比，憂鬱症患者的視覺感知度與對色彩的感受力，的確降低很多。科學上也證實，在嚴重憂鬱期間，人們的視網膜對明亮色彩的感受力比較不敏銳[6]。

《紐約時報》最近的一篇文章，引用了哈佛大學安德魯·里斯（Andrew Reece）與佛蒙特大學克里斯多佛·丹佛斯（Christopher Danforth）共同發表在《EPJ 數據科學》（*EPJ Data Science*）期刊上的一篇研究內容；在這篇文章中，科學家從分析人們上傳到 Instagram 的照片發現，他們可從中掌握每個人的心理狀態。「從照片上的顏色和臉孔、以及上傳前對照片所作的調整，具憂鬱症病史的使用者所呈現的世界似乎和其他人不一樣。」記者妮洛·查克西（Niraj Chokshi）針對這項研究進行深入的調查，在這項研究中，身陷憂鬱情緒的人所上傳的照片，顏

色比一般人呈現的更藍、更灰暗。研究人員總結道：「我們的行為透露出很多關於自我的訊息，人們也比自己想像的更容易被預測。[7]」

　　儘管無法確切得知顏色在實驗室中所展現的影響力，但我們知道如果缺少了顏色，可能會引起憂鬱、傷心和情緒化的反應。奧利佛・薩克斯博士（Oliver Sacks）在其著作《火星上的人類學家》[8]一書中，就敘述了一個極端的例子。他的病人「我」先生曾發生過一場小車禍，導致他罹患短暫性失憶和永久性色盲。過去的他是一位對顏色特別敏銳的藝術家，現在呢？他變得喜怒無常嗎？正是如此，而且還有自殺傾向。

　　「我」先生的遭遇和生來就是色盲的人大不相同，因為天生就是色盲的人從未享受大多數人所看到的顏色，「我」先生瞬間被剝奪了人生中的關鍵要素與快樂。薩克斯博士寫道：「消失的不僅僅是顏色，他的味覺也跟著索然無味。」每樣東西看起來都很「髒」，白色雖然亮眼但不算有顏色，黑色則像個大凹洞──所有的一切看起來都不對勁、不自然，既髒污又不純淨。如同薩克斯博士的文字所寫：「他幾乎無法忍受每個人的外觀像『灰色動畫般移動、變形』，就像他自己在鏡子裡的影像一樣……他妻子的肌膚與他自己的肌膚，都是令人厭惡的灰色。」

　　「我」先生的沮喪心情是否因為生活缺乏了色彩，或是他無法接收顏色的能量嗎？我無法肯定，但顏色是我們生存的重要部

分，這是可以確定的事實。顏色確實能夠改變心情，並呈現我們在這個世界中想要展現的自我。現在是透過雙眼覺察周遭顏色的時候，停下來關注你四周的色彩，不要只是聞聞玫瑰花香，請感受它們散發出來的光芒。請慢慢來，顏色就像眼睛的糖果，能提升精神。每天花幾分鐘的時間好好欣賞，只要明智地運用顏色，就能讓你離理想情緒更邁進一步。

顏色的奧義

顏色蘊含特殊的意義，這是眾所皆知的道理。廣告商多年來也一再利用顏色的潛意識能力吸引消費者的目光，舉凡從汽車到洗衣精、甚至治療痔瘡的軟膏，比比皆是。

市場行銷更進行許多國內外的研究，針對特定客群作出影響購買力的決策。在一篇名為「市場與行銷的色彩心理學」文章中，網路行銷專家寇特・吉爾（Kurt Geer）寫道：「無論你發現與否，顏色對潛意識有極大的影響力，並且能讓人在 90 秒內作出正面或負面的回應。」他接著解釋，隨著人們花大量的時間上網，「你僅僅只有 30 秒的時間讓人留下良好的第一印象[9]。」根據網路出版商「微型商業趨勢」（Small Business Trends）指出，「顏色常常是客戶購買某些商品的單一理由，因為將近 93% 的消費者專注於外觀[10]，而 85% 的買家甚至聲稱顏色是自己購買某樣

商品的主因。其他十位研究人員也發現幾乎 90% 的瞬間決定，都基於顏色這個關鍵判斷[11]。

而你，也可以利用這些廣告公司行之有年的訊息。雖然某些顏色具有特定的認知，但是色彩仍擁有潛意識的意涵。儘管綠色有百百種不同的綠色調，有些綠也會比其他的綠更適合你，但所有的綠色都會引起一種普遍的反應。在這麼多的顏色當中，的確有某些顏色會傳達特定的感覺和含義。在你計畫整理衣櫃或居家裝潢時，不妨參考下列這些顏色所帶來的象徵意義。

藍：直到目前為止，藍色是最受大家喜愛的顏色，代表安全、權威、忠誠與尊嚴，人們在藍色的空間裡通常最有效率。這個顏色能促進休息與鎮定，讓人進入深沈、放鬆的睡眠狀態。它也能幫助調節孩童的過動，激發想像力與直覺性思維。在職場上，這個顏色意味著庇護與財務上的穩定負責。

黑：與眾不同的經典色，代表權威、權力、大膽與嚴肅。據說黑色可以抵禦外來的情緒壓力，能在自我與外界之間建立一道屏障，在保護個人情緒的同時，也提供了舒適圈。黑色意味著自制力與紀律，獨立並具堅毅力（就像空手道黑帶選手）。但是穿著黑色服裝時必須特別留心，因為黑色散發出的能量在有些人身上的效果很好，有些人則會因此顯得膽怯、不友善且難以親近。

棕：這是大地的顏色，充滿了自然感，代表著能量豐沛、有禮、樂於助人、有效率、真誠、可靠。棕色讓人聯想到溫暖、舒適與安全。通常被形容為自然、質樸、穩重。棕色在職場上被認為是一種簡樸，不輕浮做作或奢侈浪費的顏色。

綠：是讓眼睛最放鬆的顏色，而且能改善視力。綠色代表健康、生生不息、自由、新鮮、平靜、療癒、寧靜以及妒忌。它能喚起重生、平衡、復原以及和平，從而產生平靜並減輕壓力的能量。在職場上，綠色常被用來顯示身分與財富的象徵。

灰：是鞏固、穩定、柔和、安寧與內斂，能散發出一種鎮定、自持的感覺。象徵了權威、實際以及誠摯，能在紛亂的世界裡讓人有鬆了一口氣的感覺。灰色不會激發精神或恢復活力，也不會讓人覺得興奮。在職場上，灰色象徵著傳統與保守主義。

橘：是種溫暖、令人愉快與歡樂的顏色，代表著開心、涼爽、興奮、歡欣鼓舞、忍讓、力量與抱負。它能激發社交、愉悅的互動以及快樂的氛圍，具有強烈的情感，並能促進外在的行為表現，是一種可以用來凝聚空間感，進而鼓勵互動與建立關係的奇妙色彩。在職場上，橘色是凸顯圖表重點的最佳顏色。

粉紅：能產生一種無條件的愛、同情與理解的顏色，象徵著付出與接受滋養。這種由紅色與白色混合而成的顏色，淡化了紅色的強烈感，取而代之的是溫柔又充滿愛的能量，象徵著女性特質、溫和、天真與幸福感。粉紅色也是浪漫、體貼、親密以及關愛的顏色，能使我們的情緒平靜並擁有安全感，緩解憤怒、攻擊性、懊悔與被放棄、忽略的感受。然而在職場上，我們必須格外注意粉紅色所展現的女性特質與呈現出來的氛圍。

紫：代表靈性、高貴、奢華、富有、幹練與權威的顏色，也有女性化和浪漫的感覺。在古代，人們需要花費很大的心力和費用才能提煉出紫色的顏料，因為這種顏色在大自然中極為少見，所以製造出這種顏色的原料非常難取得，成本和時間上的花費相對提高，這就是為什麼紫色也具有財富與高貴的象徵。在職場上，紫色代表高檔、高收入，以及藝術相關工作。

紅：充滿能量與力量的顏色，象徵興奮、能力、勇氣、雄心、性感、熱情與生命力。穿紅色衣服的人比較會引起注意，並被認為是個積極、有魄力的人。這是一種能夠吸睛的顏色，只要身上帶有一點紅色，就能發揮吸引力。紅色也是最具強烈情緒的顏色，能讓心跳加速、呼吸急促，並提高警覺性與速度，啟動生理上的反應。在職場上，紅色會讓人聯想到負債及權力。

白：是一種無色或中性的顏色，象徵純潔無瑕、精緻、犧牲奉獻、真實、乾淨與安全。白色空間因為被視為純淨的狀態，所以能激發想像力。在職場上，白色能另人耳目一新，而醫生和護士穿上白色則象徵無菌狀態。

黃：能強化注意力，所以很多筆記本都使用這個顏色，象徵著溫暖、陽光、歡樂、樂觀、光明、頭腦清晰以及快樂。它能促進創造力、理解力、樂觀的思維與解決問題的能力，卻是眼睛最難感知到的顏色，所以如果過度使用，可能會對眼睛造成負荷。黃色也是有助於緩解憂鬱並增進歡笑的顏色，在職場上，能夠凸顯菁英的形象；在裝飾設計上，則具有畫龍點睛的效果。

與色彩顧問師的相遇

幾年前我曾擔任一場剖腹產手術的助手，我也按照慣例索取費用。但對方卻告訴我：「我家先生覺得妳絕對會把錢花在孩子身上，所以他想用送妳禮物來代替，而且是針對妳的特別禮物喔！」這種事我可是第一次碰到。我的反應是「嘎？！」

禮物隨後就送到了，是一張和色彩顧問師潔西卡預約的禮券。哇！我完全沒想到是這樣！雖然有點擔心，但是我真的很愛這份禮物。基本上，我穿上身的都是黑色，如果潔西卡要我別穿黑色衣服怎麼辦？然而我還是依約前往。

▎膚色

色彩顧問，例如潔西卡，首先會判斷妳的膚色。事實上，膚色又分為兩個層面：色相（通常會被誤以為就是所謂的膚色）和色調。色相指的是皮膚表面呈現的顏色——從非常蒼白、白、黃到棕色，這中間有好幾百種顏色。色相會隨著年齡和日曬而改變，所以顏色顧問師不會只著重在皮膚外層的明顯顏色，而是找到妳的色調——由皮膚中的黑色素與其他色素含量所決定，而且永遠不會改變。

想要找出皮膚的色調，可以直接看耳廓、手臂內側、接近腋下處或兩根腳趾頭間的皮膚顏色，這些地方幾乎很少曬到太陽。無論是哪一個種族——白種人、非洲人、亞洲人、拉丁人、印地安人，每一種膚色大約都有三個主色調：暖色調、冷色調和中性色調。

• 如果你的膚色偏黃或暗黃，就是屬於暖色調。

• 如果你的膚色偏紅、粉紅或玫瑰色，就是屬於冷色調。

• 如果你的膚色看起來是灰色的，則可能是中性色調的橄欖膚色，這是皮膚中的黃色與綠色所混合呈現的結果。

• 如果你的皮膚既不屬偏黃，也不像橄欖色或紅色，那就是中性色調。

另一個確認色調的方式，是觀察雙手和手腕血管的顏色，大致是偏綠色（暖色調）或偏藍色（冷色調）[12]。這種觀察血管顏

色的方式適用於所有種族的人，而且和膚色無關，但結果還是會因種族而異：白種人通常多是黃和紅色調，黑人多是棕色，拉丁人傾向於棕和紅，亞洲人則是比較多棕和黃色調 [13]。

▌ 季節的顏色

接下來，潔西卡要決定我的「季節」。季節？我是二月出生的，但這和顏色有什麼關聯？你適合的季節顏色和出生的季節或你喜歡的季節確實無關，而是由什麼顏色最適合你來決定，每個季節都有不同的代表顏色。

如何找出適合自己的顏色呢？主要是基於瑞士表現主義畫家、設計師、教師以及德國包浩斯藝術學院的色彩治療師──約翰尼斯・伊登（Johannes Itten）的研究理論，其理論以科學為基礎，衍生出色彩分析的藝術表現 [14]。他是最早意識到顏色具有能量的藝術家之一，他稱顏色為「無論我們是否感受到、或為我們帶來正面或負面影響的一種輻射輪。」許多色彩專家都採用伊登所創的色輪，上面的每一個顏色都可以在自然界中發現。伊登的著作《色彩的藝術》一書，更開創了顏色如何影響觀看者的研究，他採用心理分析來應證自己的理論，也使他從當代的同儕中脫穎而出 [15]。

伊登與學生們進行的實驗，也成為色彩顧問們瞭解季節顏色的基礎。伊登在實驗中請參與實驗者說出自己希望的季節顏色，

結果令他大為驚訝，因為每個人都用不同的顏色來描述同一個季節[16]。除了廣泛的各種顏色之外，最令實驗小組意外的，是每個學生都能輕易辨識其他同儕對於特定季節所描述的顏色[17]。「我尚未遇到任何人說錯過。」伊登寫道：「這讓我更加確信除了個人品味之外，人們還有一種⋯⋯超越感性偏見⋯⋯的更高層次判斷力。[18]」

　　現代的色彩顧問以藝術家蘇珊娜・凱吉（Suzanne Caygill）的理論作為分析依據，在擔任製帽家、設計師，並與顏色和潮流為伍多年之後，凱吉在 1942 年提出了她的色彩分析概念。她對人的自然色彩（從皮膚、頭髮、與眼睛散發出的色調）及其與自然之間的諧和顏色，有非常獨到的見解；除了色彩，她也對每一季的流行與風格發展出個人的理論。雖然每個人有各自的最佳顏色，但是凱吉發現這些顏色同時也會顯現出個人風格[19]。

　　蘇珊娜・凱吉的突破性發現，幫助我們認識每個季節的天然色彩。像是春天的顏色純淨、明亮、充滿活力，就像身處於滿地野花的草原，強烈的陽光閃耀著美妙的光影。夏天的顏色相對柔和一些，就像置身於朦朧、溫暖的沙灘上，享受著落日餘暉。這個季節的顏色沒有春天鮮豔，而是比較沈穩、輕柔，常常融為一體。冬天的顏色具有鮮明、大膽的對比，並有很多灰和黑，這些深色被白雪襯托得更為美麗，冬天的植物也包括翠綠的松樹和

深紅色的莓。秋天的顏色充滿了奇幻色彩，就像一陣風吹拂過落葉，留下戲劇性的奇幻光影。這個季節到處都是酒紅、紫紅、綠色和棕色。

季節色彩顧問公司的凱茲·威廉斯協助客戶尋找專屬顏色時，就是根據這些概念而來。她告訴我，季節色彩的定義很廣泛，有無限的表現方式，沒有預先包裝。「試著回想幾世紀以來每一年、每一天的地球，會讓你對春、夏、秋、冬多變的景象和顏色有很好的概念。」接下來的篇幅擷取於威廉斯的網站（www.seasonalcolorconsultants.com），你可以從中找到更完整的介紹。

-------------------------- 你是哪個季節？ --------------------------

▌夏季

夏季的顏色豐富多元，不太容易定義。這些顏色通常柔和又奢雅，包括虹彩、寶石色澤、花朵粉彩或是深酒紅和梅果色調。薄紗般的透明色在夏天特別討喜，相近似的顏色融合在一起（無強烈對比），混合呈現出和諧的細膩質感，這樣的顏色讓人感到放鬆、集中並有力量。夏季不適合感覺沈重的粗花呢布或其他僵硬、厚重，或是會發出叮噹聲響的服飾。夏季服裝的關鍵是女性化，柔軟、優雅、能顯現曲線、流暢、色彩豐富並具空靈的感覺。布料也適合輕柔、浪漫的，像是：駝羊毛、安哥拉羊毛、喀

什米爾、羊絨、雪紡、縐紗、絲緞、織花、薄針織、天絲棉、毛海、透明蕾絲、輕天鵝絨等；剪裁要能襯托身形、具曲線或八字形。以自然界的動植物，像是鳥、紫藤、流線型繫帶、垂墜的花朵、花環、蕨類、水生植物、柔軟的蝴蝶結等為設計。

▌秋季

秋季的色調包含了金屬色的棕色、古銅、和帶有金屬光澤的顏色。這些顏色比較濃厚，或含有強烈的咖啡底色，就像被烘烤過一樣。透過屬於個人特定色的搭配，屬於秋季色的人看起來會非常吸引人。可以試試中國漆器呈現的色調，帶有濃厚的東方、埃及或文藝復興時期的感覺。選擇服飾時可以挑選簡約或線條明顯（例如：有口袋或肩墊）的衣物，凸顯結構、強勢、速度、行動力和權威。屬於秋季顏色的人，可能會喜歡堅挺或帶有大地質感的衣物，嘗試穿著有流蘇、纓穗、羽毛、帶有甲蟲光澤的設計，或佩戴手環。材質方面，像是樹皮、棉織、毛絨織邊、印花薄棉、埃及棉、亞麻或棉麻、軟呢、天鵝絨、手織布、人字紋呢、粗麻、平紋針織、緹花布、帶金屬光澤的織物、緞布、繭綢或羊毛。秋季的圖案包含變形蟲花紋、條紋、格子、織錦、絨繡、葉形、以及帶點植物和花朵的紋案，同時可能會有融合民俗風、亞洲風格或叢林風的設計。

█ 冬季

　　冬季的色調主要集中在黑、白兩色，並間以一點點淡化的鮮豔純色來作凸顯，由於這些顏色具有明亮的彩度，所以和中性色調搭配起來非常醒目，就像夜空中如鑽石般閃爍的星星一樣耀眼，猶如雪花般純淨精緻，像落葉掉盡的樹枝上積聚的雪堆，增添了冬夜的光彩。在剪裁上，冬季服飾有經典的繭型設計，有一種精緻、光滑的質感。選擇上可以嘗試寬鬆但還是有 S 型曲線的衣著，線條簡單俐落。面料包括厚雪紡、皺綢、瑞士棉、真絲針織、絨毛、安哥拉羊毛、麂皮、毛呢、鉤針花邊、喀什米爾、金屬網編和上等麻料。屬於冬季顏色的人通常不喜歡太多圖案，若有圖案則可能是幾何設計，有著大方的線條、對稱的幾何圖形、簡單而不繁複，他們不喜歡太過複雜的花樣，也會避開飄逸或花卉圖案的衣服。

█ 春季

　　春季的色彩清新，雖不輕柔但看起來很愉悅，屬於春季顏色的人的特質也很相似：清爽、休閒、自在、坦然、自然、乾淨、明亮。在衣著的選擇上則會出現圓形或任何顯示圓度或輕快的樣式，像是格紋逢夾克、有皺摺、荷葉邊、蓬蓬袖或小圓領的衣服；除了顏色，還可能會搭配圓領蕾絲花邊、小絨球邊或有趣的圖樣，這些圖樣通常帶有活力（像是五彩三角形、圓點、小格

子、或格紋），以及花朵和任何奇想的圖案：小蝴蝶結、甜甜圈、龍蝦、蝴蝶甚至墨西哥餅。春季的質料傾向於涼爽、清新感，例如：棉、簡單的小花邊、輕羊毛、圓點花樣的瑞士布料、中國絲、小繡花、方格布紋、有機紗和亞麻。不同濃淡的紅色、黃色以及藍色，無論是單穿或混合搭配，在春天穿起來都很好看。

　　根據凱茲·威廉斯的說法：「知道自己的季節和顏色屬性，其實是一種真實自我的探索與表現。一但找到真正屬於自己的顏色，就會讓人覺得安定，皮膚也會顯現出光澤。只要用對顏色，內在的靈魂也會跟著啟動。」

　　結果，我是屬於冬季的人！我喜歡冬季的建議顏色嗎？穿上這些顏色讓我覺得心情更好嗎？可能還不至於百分之百。不過，現在我上街購物時，會克制自己，看到適合的顏色才出手。雖然得多花一點時間試穿，但選擇時只需要幾分鐘的時間。

　　所以，現在我都穿些什麼呢？我的衣櫃裡有以前完全無法接受的亮橘色和紅色衣服，但是當我穿上這些顏色的衣服時，走在街上總會有陌生人停下來，讚美我看起來美極了！我有一件亮眼的紫色毛衣，能掩飾我泛紅的臉。黑色依然是我常穿的顏色，不過現在我會搭配銀色的飾品讓自己看起來閃閃發亮。雖然我對粉

紅色還是敬謝不敏，但是我知道如果自己穿上粉紅色，就不需要太濃的妝；若是心情憂傷或情緒暴躁時，絲質的淺藍色襯衫能為我帶來正能量。

-------------------------- **瞭解顏色的財務優勢** --------------------------

- 你不會買永遠不會穿的衣服。

- 你不必花太多時間化妝。

- 你只會把錢花在穿戴在你身上絕對迷人的衣飾上。

- 你不必再嘗試或猜測，因為你知道什麼最適合自己。

- 你可以省下逛街的時間（飛快瞄一眼櫃上有沒有屬於你的顏色，沒有的話就繼續往前），並立刻清空衣櫃裡 75% 的衣物。

- 你所有衣服都能相互搭配，選擇變少，變化卻增多了。

斷捨離

你可能像我一樣，對自己的色彩和衣著風格有深厚的感情——畢竟多年下來早已成習慣。然而這個習慣可能讓你挑選最佳顏色的能力受到影響。色彩顧問師金潔‧鮑爾說：「常有人問我，每個人是不是都會自然地被適合自己的顏色所吸引，我的答

案是——偶爾。」金潔舉了一個自己的例子，她有一頭紅髮，小時候母親會替小金潔選衣服穿，因為她認為只有特定的顏色能搭配紅色的頭髮。「所以當我長大終於可以做選擇時，我說服自己顏色不重要，我可以穿任何喜歡的顏色。」金潔解釋：「然而遺憾的是我必須承認，一直到有人替我找出最適合的顏色之後，我才真正看出顏色的力量，以及它對我個人外觀的影響力。」（順便說一下，金潔的母親果然是對的，她為女兒所挑選的顏色，真的就是屬於金潔最佳顏色清單上的顏色）。

你的顏色選擇可能會在潛意識中，受到當下社交常態——也就是當前的流行趨勢所影響，但是那樣的裝扮或顏色並不適合你。二十世紀的時尚就深受經濟層面的帶動，我們可以將之視為一種進化，而非革命。科技、政治以及環境，都是推動流行的因子，當經濟不景氣時，時尚圈興起一股大地風：酒紅、鼠尾草綠、焦橘，這些顏色讓人們感到安定，覺得安全。而整個世界在六〇年代爆出一股鮮豔、動感的霓虹色彩，充斥著眼花撩亂的圖案。這個嬰兒潮世代打破了所有的常規，有些人因為服用迷幻藥，也因此迸出了有別於一般色彩的顏色搭配與不協調的圖案。經過瘋狂的六〇年代之後，七〇年代的顏色變得較為柔和，棕色、杏色、米白色大受歡迎[20]。

雖然這時候大家對每個人適合什麼顏色還沒有概念，但是個人的顏色喜好開始漸漸成形。倘若你小時候的房間是紫色的，

你可能會偏向這個顏色喜好，因為它讓你有安全感。聖誕歡樂節慶的紅色與綠色，復活節的粉彩色，慶祝非洲文化的寬札節的黑色、紅色與綠色，以及猶太光明節的藍色與白色，都會影響你的穿著。如果某個顏色正流行，你可能為了跟得上潮流也穿上身。黑色當然不退流行，但是穿在某些人身上好看極了，有些人穿了則死氣沈沈。選擇穿著時髦而不是跟著自己的顏色走，一定會出問題，因為就如同英國色彩分析師坎蒂‧高爾德在她的部落格裡寫的：「穿錯顏色會讓臉色黯淡無光，在你的眼下造成陰影，讓整個人看起來感覺老氣。[21]」誰會希望這樣？

明智選用你的專屬顏色

所以，現在你找出了屬於自己的顏色。接下來，你需要知道某些顏色在特定場合會有所助益，透過色彩顧問專家的建議，你會發現以下這些資訊很有幫助。

在職場上留下好印象：金潔‧鮑爾舉了另外一個例子，說明色彩如何引起別人對你的注意，或是讓你被忽視。這不僅和你選擇穿在身上的顏色有關，顏色的搭配也舉足輕重。金潔提到一位成功的演說家珍妮，她充滿著活力與熱情。為了一場特別的演講，金潔說：「我們為她挑選了一件漂亮的紫色上衣和裙子，你無法把眼光從她身上移開，這正是她想要的效果。」

之後，她們要找搭配的鞋子來完成任務。珍妮考慮穿黑色或裸色高跟鞋，這兩款都是基本色。但是金潔有完全不同的想法。「因為珍妮有一頭美麗的紅髮和細緻的肌膚，黑色鞋子和她的天然色調並不相稱，會讓人把焦點都集中在鞋子上。裸色還算可以，但是對整體的造型毫無幫助，不會更加分。所以我建議她穿一雙亮眼的珊瑚色高跟鞋，她愛死了！還對我說：『我的衣服終於襯托出我的性感！』」

　　當你從適合自己的顏色清單做選擇時，請考慮與你一起工作的人。如果你的專業是人力資源，那麼你可能必須在敏感時機與員工見面，你會希望對方的心情平靜，這時候就需要你的中性色調──搭配髮色、膚色、眼睛或臉頰的光彩，這會營造出一個諧和、穩定的效果。然而如果你需要上臺報告，也需要大家的目光焦點，不妨試試紫色加上珊瑚色的高跟鞋吧！

　　面對困境時：身為洛杉磯色彩飛揚公司的創辦人與色彩顧問，黛博拉・高登（Deborah Gordon）告訴我，她曾經協助一位正在辦離婚的女士，給她因應當下狀況的衣著建議。黛博拉請她在出庭時穿著中性色調的服裝，這樣會讓整個人看起來誠實又脆弱；而在這過程當中，鮮豔的顏色能為她帶來活力，看起來精神飽滿；到了官司結束後，黛博拉推薦大膽的顏色，讓她表現出強壯、穩定與堅韌的心情。最後這位客戶也如願從離婚官司中得到

希望的結果，她當然肯定律師的努力，但也感受到顏色讓她的言談更為人所接受，也帶來堅強的力量。

和小孩在一起：當你和小孩置身於一個既繁忙又擁擠的地方時，例如：購物商場、遊樂園、或戶外市集，周遭的噪音和喧鬧聲可能會帶來過度的刺激。這時候最好穿著中性色調的服裝，會讓你有值得信賴與安慰的感覺。如果你看起來很自在舒服，你的孩子也會更容易調整自己的心情——特別是孩子有注意力失調的情形。

和朋友互相比較時：你的最佳顏色或許和朋友相似，但個性可能完全不一樣，所以你們各自需要獨特的顏色來顯現自己最好的一面。舉例來說，兩位女生可能都有黑頭髮、白皮膚，也有相同的色調屬性，但是她們的衣著選擇可能有很大的不同。其中一個可能很有氣質，散發出一種內涵，她的衣著（特別在顏色的搭配上）會選擇簡單但較為柔和的色彩，有一種柔性的活力；而另一位或許較為刁鑽、古靈精怪，所以她的服裝不可能太低調，然而如果她的衣著太凸顯自我的個性，可能會讓人保持距離，如果太不忠於自我，又會讓人感到詫異。

約會時：凱薩琳是金潔・鮑爾的客戶之一，在歷經離婚一段

時間之後終於準備好開始約會了。金潔說凱薩琳的朋友一直慫恿她穿柔和、女性化一點的顏色，她們認為這樣會比較有吸引力。但是凱薩琳的個性充滿活力又熱情，她常穿黑色但設計精緻的衣服，她飛揚的頭髮剪得很有型，通常也會化妝。朋友給的建議果然讓她很不自在。在聽了凱薩琳的話並觀察她的肢體語言之後，金潔對這位客戶的性格有了大略的瞭解，也同意她的想法。「柔和的顏色會抹煞妳的個人特質，而且輕柔或有皺摺的服裝會和妳格格不入，穿上那些顏色更會讓妳渾身不自在，甚至尷尬。」凱薩琳希望自己能吸引一位她喜歡，但是也能喜歡且欣賞她真實樣貌的人。

在任何良好的關係中，真誠是一個關鍵要素。有什麼時候能比一開始就顯現真實自己更好的時機？凱薩琳是一個光鮮亮麗、活力充沛的女性，儘管她也可以穿上其他顏色，但是黑色讓她最自在，看起來也很美。

正向振波

為什麼顏色有如此強大的影響力？答案或許就藏在物理學家與神祕主義學家的理論中。歷史上最偉大的工程師尼古拉斯・特斯拉（Nikola Tesla），發明了遠距傳輸與電力分配的方法（並和

當今最先進的電動車同名），他曾說：「如果想要發現宇宙的祕密，就要從能量、頻率、與振波方面思考。[22]」

宇宙間的每一個物體都遵循著自己的速度運行，沒有一樣是靜止的——包括身體在內。如果頻率夠快，就會產生振波：要是速度再更快（超過四十倍頻），就會產生光。光，實際上就是一種振動頻率[23]。可見光在電磁波的光譜下呈現出不同顏色，這些顏色只是不同頻率下的振動波。光譜的一端是紅色，另一端則是紫色。紅色的波長最長、頻率最低；紫色則是波長最短、頻率最高。這些波長就是我們看到的顏色，可見光則是人類眼睛可以接收到的光譜波長範圍。

許多人認為色彩顧問師只是決定哪一種色彩會讓人看起來氣色更好，但是瑞士點點色彩系統公司（Swiss Dot's Color System）的丹妮拉·布萊特（Danielle Bryant）相信自己的工作涵蓋一個人的內在與外表，她說：「若以物理學的量子角度來看，最適合的顏色是基於符合身體振動的能量。如同量子物理學家所言，能量就是宇宙萬物的核心。從我們的身體到衣著，都是能量的一部分。有了這樣的理解之後，我發現人們只要穿上和身體能量協調的顏色，就會感覺很好。當你穿上屬於自己的顏色時，自然會散發自信的光采，閃耀真實自我。[24]」

黛博拉·高登對我說，每一種顏色都有獨特的能量與溫度，如果發現自己的情緒低落，你可以選擇能幫助鎮定或增強能量的

顏色，甚至啟動你的保護泡泡。黛博拉帶我們參觀她的工作室時解釋道：「顏色能帶出一個人真正的自然天賦，我們通常只關注到具象的物體，但是顏色能幫助我們覺察無形的事物，這就是我們在這個世界為自己注入能量並振動的方式。[25]」顏色是一種直覺式的體現，當你忠於真實自我的自然傾向和靈魂色彩時，就能成為最好的自己。顏色顧問師潔西卡‧李奧拉（Jessica Riola）深有同感地說：「顏色的振動就像一個人給人的感覺，只要顏色對了，就會發出喀搭的共鳴。[26]」

當顏色相互協調時，你的整個人會看起來容光煥發，既健康又美麗，最終更能幫助你達到理想情緒的境界。

第四部分

振作自我

---

90 天的靜心計畫

　　這個章節將所有的技巧綜合在一起，集結了藥草、香氛療法、風水、顏色以及我的其他建議，請將之視為你建立理想情緒的手作入場券！

　　經過 90 天的計畫後，你會在書中看到一張空白的平心靜氣循環圖，以及理想情緒檢核表，你可以影印下來，和使用建議一起放進行事曆中。由於我們的能量波動會嚴重破壞情緒反應，所以我在最後的章節裡，提供幾個我最喜愛、且能提升能量與情緒的點心食譜，讓你在疲憊或感到心累時享用。

　　歡迎進入理想情緒！

90 天靜心計畫

　　一個人大約需要六個星期的時間來養成並維持一個新習慣，因此我設計了這個簡單又容易遵循的 90 天計畫，其中融合我在書中提供的重要建議。施行這個計劃不但能讓你的情緒保持穩定，更能帶你抵達理想情緒。

　　這個計畫分為四個為期三週的階段，你會發現持續記錄理想情緒日誌很有用，特別是如果希望覺察出誰／什麼事情／什麼地點會引起你正向或抱怨的易怒情緒（請參閱第三章，第 55 至 57 頁的相關圖表與紀錄建議）。我也針對運動鍛鍊部分，提供建議給大家作為參考，因為許多文獻都證實運動對情緒的益處。

　　請你相信，若你是正坐在我辦公室裡的客戶，而眼前的你極度沮喪、失望，我會開始著手準備幾樣療癒的東西——養肝用品、適應原以及安定情緒的藥草。由於你應該會獨自完成這個計畫，所以我決定逐步介紹不同的藥草，讓你在使用時更輕鬆安心，這樣的方式也能讓你記錄使用的反應。不過，我在第五章中已經提供讀者嘗試一次使用多種情緒療癒藥草的選擇，這是達到理想情緒最安全也最迅速的捷徑。在探索藥草的療癒方式時，你也可以嘗試香氛療法，這是一個值得探索的領域。

第一到三週

- 打開你的直覺雷達，問自己一整天下來的真實感受。

- 開始在日誌中記錄自己的情緒，這當中沒有對與錯，只要誠實面對自我的情緒，覺察生活中的主要情緒。

- 歷經多年壓力和過度工作的你，現在要開始養護肝臟。首先選擇一種養肝藥草，每天使用兩到三次。

- 在你最喜歡的保健食品店花錢，為自己買精油。許多品牌都推出混合不同味道與功能的精油，花點時間找出自己最喜歡、能幫助你最放鬆的，睡前滴幾滴在枕頭上，吸入香氣，這麼做能療癒情緒。吸入正能量的香味，隨著吐氣將壞心情排出。

- 覺察微笑帶來的感受，並試著在超市或辦公室裡微笑，即使當下的心情不是特別快樂。

- 提升你的觀察能力，開啟模擬間諜的思考模式，訓練直覺。

- 瞭解並感受哪個環境讓你感覺良好？哪些感覺很糟？不要自欺欺人，把所有剪不清理還亂的情緒通通清除掉，看看這麼做是不是讓你感覺更好。

- 設立目標，提高自我意識和自我實現。

第四到六週

• 在生活中添加一種適應原，把它當作你的日常維他命，提升身體與心靈的活力。每一次食用這種藥草時，都能讓你整個人煥然一新。

• 享受香氛療法。

• 與自己約定，試著隨機做一件善事，然後每天做一次。

• 坐下來，寫下讓你感覺良好以及感覺很差的事物，請誠實以對，重要的是你能開始感知周遭的人所發散出來的能量，不讓自己迷失在所謂「應該」喜歡或不喜歡的事物上。

• 開始以好奇和理解的心情來傾聽，而非急著回覆，並留意他人和自己的肢體語言。

• 善用兩個風水技巧：選擇重新佈置臥房或是在家中擺放新鮮的盆花或植物，改善家中的能量氣場。

• 花錢雇用色彩顧問師，如果預算不夠，就先找出你通常不會穿上身的顏色。買一條這種顏色的口紅、指甲油或是圍巾，然後看看自己會產生什麼感覺，是開心嗎？活力充沛？還是更沈穩？把這種感覺寫下來。

• 每天開始散步——就算只花十五分鐘也可以。倘若真的挪不出這十五分鐘，想辦法把車停離目的地遠一點，或是提早一站下車。可能的話不搭電梯改走樓梯，或是上班時盡量多站起來

幾次。專注於讓血液流通，血液不流通常常意味著「情緒也卡住了」，讓通暢的血液循環帶走壞情緒。不妨試試運動手環，它能幫助你設定並實現運動目標。

第七到九週

• 這是令人興奮的一刻，因為你已經完成了第一階段，接下來可以在你的適應原和養肝保健食品中，增加穩定情緒的藥草。你可以先從其中一種具情緒調節的藥草開始嘗試，或者最多選擇三種針對個人想要達成的療效。專業的藥草師通常會選擇五到八種不同功效但具相互作用的藥草（請見第五章），你到最後也可以一次服用五種藥草。

• 製作平心靜氣週期，把它貼在家裡各處，特別是在浴室鏡子上，因為這是你每天至少都會來兩次的地方。

• 確保每天服用養肝藥草、適應原以及改善情緒的藥草。你可以把這些都放在同一個小杯子裡，一次服用完畢。

• 繼續香氛療法。

• 將行善次數增加到一天兩次或更多，然後繼續保持微笑。

• 利用耳塞、冥想和深呼吸的方式，盡可能讓自己能夠平靜思考。

• 三餐都選擇健康飲食，確保血糖的穩定。許多女性在飢餓

時容易心情不好，試著在飲食中添加更多蛋白質的攝取量。

• 找到你喜歡或能讓你感到安全的環境非常重要，也許是一直想去卻沒去成的公園，或是到附近新發現的咖啡屋。找出一個能夠讓你拋開舊習慣或低落情緒的新地點，展開全新的「好情緒」。

• 增加兩項風水技巧：嘗試在入門處增加明亮度，或是在白天的時候打開百葉窗。

• 每天動一動，嘗試從每天的散步十五分鐘增加到三十分鐘，並盡可能接觸大自然。

第十到十二週

• 若覺得三週前服用的情緒鎮定藥草無法有效緩解緊張的情緒，你的情緒依然超出身心的負荷，請嘗試使用不同的藥草配方。

• 每天保持三餐正常，維持血糖的穩定。

• 繼續香氛療法。

• 做你喜歡的事——或許是擁抱，以促進催產素的釋放。

• 確認直覺和自我意識的分界，在日誌中記錄下來。

• 找時間擔任志工或其他慈善服務，並繼續對同事微笑。

• 想像自己的保護泡泡，晚上睡覺時練習啟動它，這樣你就

能夠在白天起床時立即啟動這個保護機制。如此一來，就能把其他人的負能量彈開。

• 買幾件屬於你的顏色的新睡衣，另外也買一件能讓你開心的襯衫，讓這些新衣服幫你抵擋負能量。

• 每天花一點時間欣賞周遭的色彩。

• 考慮將房間或房門的顏色換成你最喜歡的。

• 可能的話，將運動時間增加到每個星期三到四次，也盡可能接觸大自然。

快速參閱表

請利用以下的表格協助你設計自己的理想情緒計畫，並回顧第五章的表格，確認你能安全使用的藥草組合配方。

▌ 倘若你覺得……

情緒	藥草	精油	適應原
焦慮／壓力	過長沙、藍馬鞭草、燕麥萃取、聖羅勒、美黃芩、纈草	雪松、鼠尾草、檸檬香蜂草、檸檬馬鞭草、檀香、香根草	印度人參、冬蟲夏草、五味子
傷心、憂鬱	聖羅勒、薰衣草、檸檬香蜂草、合歡皮、益母草、聖約翰草、玫瑰	佛手柑、天竺葵、葡萄柚、檸檬、玫瑰、馬鬱蘭、柑橘	印度人參、冬蟲夏草、聖羅勒、五味子

情緒	藥草	精油	適應原
暴躁、易怒	洋甘菊、檸檬香蜂草、洋菩提、益母草、美黃芩、纈草	雪松、洋甘菊、乳香、天竺葵、生薑、檸檬香蜂草、馬鬱蘭、香草	冬蟲夏草、聖羅勒、五味子
頭昏腦脹	人參、西洋參、印度人參、過長沙、刺五加、紅景天、迷迭香、五味子	尤加利、檸檬草、香檸、薄荷、迷迭香、鼠尾草、綠薄荷	西洋參、印度人參、紅景天、冬蟲夏草
疲憊無力	印度人參、人參、刺五加、燕麥萃取、紅景天	桂皮、乳香、葡萄柚、生薑、檸檬	西洋參、人參、刺五加、冬蟲夏草、紅景天
失眠	花菱草、洋甘菊、檸檬香蜂草、洋菩提、卡瓦卡瓦、西番蓮、纈草、刺毛萵苣	薰衣草、檸檬香蜂草、橙花、馬鬱蘭、檀香、香根草	冬蟲夏草、聖羅勒
缺乏性慾	西洋參、人參、印度人參、聖潔莓、達米阿那、西伯利亞人參	桂皮、生薑、茉莉、檸檬馬鞭草、廣藿香、檀香、玫瑰、依蘭	西洋參、印度人參、人參、聖羅勒

追求長期療效

你可能不會立刻感覺到理想情緒的療效，但其實你每天在精神與生理機能上，都在進行輕微的調整。不過，倘若你正使用與身心協調的順勢療法，應該以長遠的療效為考量。不妨經過三個月後，再回頭檢視自己的心情是否得到改善。想要達到理想情緒

的境界需要時間和耐心，因為到了最後終會得到回報。

　　過程中若遇到挫折或困難，也不要感到驚訝。你可能某個星期覺得狀況絕佳，但下個星期又面臨崩潰；你可能忘了每天使用藥草，或是在面對孩子或同事時抓狂失控，這些都是極為自然和正常的情況。

　　那麼，該怎麼做呢？不要沮喪、放棄，只要從頭再開始嘗試，這就是人生。即使情緒依然低落，也請試著微笑面對超市的陌生人，或是當別人打噴嚏時說聲「保重」。如果你能在走出商場門口時，替後面的人開門，你會開始成為一個更善良、更仁慈、也更快樂的人。

　　嘗試做些能讓自己感覺舒服的事，或許你需要五個月的時間才能達到理想情緒的境界，也可能只需要兩個星期。然而無論需要多長的時間，知道自己正走在正確的道路上，會讓你安心、放心。

養護肝臟的快速參考指南

　　由於我們的日常飲食較缺乏苦味的食物，所以大多數人都可以從養護肝臟的藥草中受益。阻塞的肝臟會導致憤怒、脾氣暴躁、以及沮喪的情緒。事實上，大多數人的肝臟都有積淤的狀況！以下是知名藥草師們因應一般肝臟狀況所採取的療法。

症狀	建議藥草
消化不良	龍膽根、水田芥
皮膚腫或癢、起疹子、過敏	牛蒡根、北美腹水草根、奶薊
呆滯、精神不濟	大黃、水田芥
便秘	蒲公英根、北美腹水草根、大黃
飲酒過量或熬夜	奶薊、北美腹水草根
半夜醒來無法繼續入睡	奶薊、北美腹水草根

▌平心靜氣循環

回想你曾經歷並順利解決的狀況 —— 和先生吵架、成績不好、手足間的爭執、職場上的相互競爭，然後在下面的圖表中寫下引發你挫折、生氣和悲傷的原因，接著思索並找到你的「啊！原來如此」的片刻——你也將從中獲取解決問題的能力。利用個人的正向經驗，提醒自己擁有擺脫負面情緒並達到理想情緒的內在潛能。或許也可以想想其他事件，只要你愈能強化解決問題的能力，就愈能感受到前進的信心與動力。

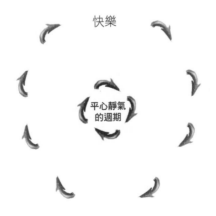

快樂

平心靜氣
的週期

▎記錄你的情緒

我們在第三章中談到紀錄情緒這件事，以下是幾個利用理想情緒紀錄表的建議：

- 決定想要套用的格式。

- 選擇想要記錄的方式，可以簡化或是鉅細靡遺地記錄下來。你可能希望每週記錄一或兩種情緒，或是全部都寫下來，完全取決於你自己。

- 該記錄什麼？你只需要簡單寫下一些形容詞，或將情緒的強弱分為 1 ～ 10 的等級來記錄。

- 注意任何可能影響情緒的主要因素，其中包括：天氣變化、睡眠品質、夜尿次數過多、爭吵、飢餓、飲酒、感冒、驚奇、惱人的人或事等等，留意可能會觸發你個人情緒的模式。

- 決定每天想要紀錄的次數。若你每天大約有 18 個小時是清醒的，那麼我建議一天紀錄三次，也就是每 6 個小時記錄一次。也可以在每一次心情發生變化時就做紀錄。

影印並利用下面的日誌表，在感覺暴躁易怒的時候做記錄。

我的理想情緒紀錄表						
週數：1						
	星期一	星期二	星期三	星期四	星期五	星期六	星期日
7:00						
8:00						
9:00						
10:00						
11:00						
12:00						
13:00						
14:00						
15:00						
16:00						
17:00						
18:00						
19:00						
20:00						
21:00						
22:00						

情緒提升食譜

　　麻省理工學院的理查與茱蒂絲‧伍斯曼教授（Richard and Judith Wurtman）早在 1980 年代即提出碳水化合物能增加大腦抗憂鬱的神經化學物質——血清素和色胺酸[1]。據說美國人的成癮

食物——巧克力，也同樣有釋放血清素和大腦天然止痛劑腦內啡的效果[2]。難怪當我們覺得有壓力時，會捧著一大碗義大利麵或一大把巧克力或馬鈴薯泥狂吃。這些都是我們所謂的「療癒食物」（不是我刻意吹捧黑巧克力的功效，因為真的只要吃一小塊，就能夠大大減輕發炎症狀，而且還對心臟有益）。儘管吃黑巧克力有很多益處，但是吃的量對情緒也會有影響。還有，你不吃的東西也會是一個因素！

我的一位朋友說：「一個飢餓的人會是一個憤怒的人。」飢餓，毫無疑問地會讓一個人的脾氣暴躁，而低血糖就是元兇。血糖降低時，會讓人無法集中精神；對某些人來說，低血糖會引起危及生命的狀況，尤其是血糖太低的話。這些人會出現頭昏眼花、神智不清、心悸、盜汗、精神不佳以及其他需要注意的症狀，有些人甚至會變得激動。即便你在生理上並沒有感到很餓，飢餓還是會阻礙你到達理想情緒的境界[3]。

許多女性會因為體內缺乏蛋白質而感到情緒低落，這就是為什麼我會建議客戶每天必須攝取三份蛋白質。充足的蛋白質能夠產生飽足感，並確保血糖的穩定。以下提供的食譜包括高蛋白點心和能量飲，其中一些含有藥草的成分。這些食物能在你感到沮喪失落，就快要撐不下去的時候，快速補充所需的能量，特別是在忙到無法好好享用正餐時。

維持體內水分是一件非常重要的健康指標，康乃狄克大學的

人類效能研究室（Connecticut's Human Performance Laboratory）最近的兩項研究實驗發現，在輕微脫水的狀況下（他們的定義是體內喪失約 1.5% 的水分含量），受試者的精神、情緒和認知能力都會受到影響，無論個體的健康狀態，不管是健康年輕受試者在跑步機上跑 40 分鐘或靜止不動，結果都一樣。

解渴或降低飢餓感對於維持理想情緒來說，至關重要，因為你可能沒有感受或看不到這些狀態，只有在吃過東西或喝了水之後，才會意識到這些營養素正滋潤你的情緒，幫助你紓壓。我也發現食物與情緒間的關聯，其實還有很大的探索空間[4]。

以下的食譜包含一些我最喜歡的飲料和能快速料理的點心，能夠幫助減輕情緒困擾。如果能夠坐下來、在安靜的環境裡、在放鬆的狀態下，好好咀嚼食物並享用均衡的飲食最好，但是不一定每一次都有時間讓你這麼做，這時候就需要快速喝一杯健康飲料，或是吃一些含有豐富蛋白質的堅果，或者迅速拿一片米餅沾營養的沾醬吃。

黑糖漿能量飲

黑糖漿是什麼？它是蔗糖經過三次熬煮後所製成的，它的糖分含量低於其他的糖漿製品，因為每一次熬煮沸騰時，都會降低糖份的含量。藥草師認為黑糖漿是窮人的綜合維他命（不過無

論有錢人或是窮人都能從中受益），它的價格便宜，也很容易取得。你可能很疑惑我怎麼會推薦含糖分的飲品，因為黑糖漿是少數含有多種維生素與礦物質（能提供能量並促進新陳代謝）的甜味劑之一，同時富含鈣質，也不會引起便秘，還含有銅、鉀、鋅、硒，錳和非常重要的鎂等礦物質，以及維生素 B_6、菸酸和泛酸。我認為黑糖漿能量飲是尋求理想情緒的超級食物與絕佳工具。我希望客戶們每天早上都能飲用一杯溫熱的黑糖漿能量飲，因為我確信他們能在一天的開始時，補充現代飲食常缺乏的礦物質。這種快速又營養滿點的早餐，能消除疲勞、提振能量。我最喜歡的食譜是簡單、只需要幾樣食材並在幾分鐘之內就能料理好的食物。你也可以在夏天時，製作冰的黑糖漿能量飲。

材料（1 人份）

黑糖漿…1 湯匙

蜂蜜…1 湯匙

熱水…1 杯

米漿、杏仁奶、大麻奶…少許

做法：

將所有的食材混合攪拌，可以製成熱飲或冷飲。

我的秘傳美味果汁

我非常喜歡在冰箱裡隨時準備這種茶，因為脫水可是會影響情緒喔！其中的黑櫻桃或藍莓濃縮果汁具有神奇的功效，富含抗氧化劑，尤其是類黃酮。加拿大一項針對近 30 萬人所做的研究顯示，平常吃很多水果和蔬菜的人，罹患憂鬱症、有精神方面困擾、自覺情緒不佳，或是罹患焦慮症、心理狀況不好的比例相對減少。根據研究結論，食用大量含豐富抗氧化劑的水果和蔬菜等健康食物，可能具有減輕氧化壓力（oxidative stress，當體內的自由基超過維持正常生理機能的所需，若再缺乏足夠的抗氧化劑，以至於無法抵擋自由基的攻擊時，則會產生此壓力）對心理健康造成傷害[5]。此外，這也是我家孩子最喜歡的飲料，事實上整棟大樓的孩子都喜歡呢！它喝起來的味道像果汁，但卻更健康、更有營養，更有補充水分的作用，既好喝又清涼。

材料（20 ～ 30 人份）

茶包…6 ～ 8 包（我個人通常使用綜合莓果或紅莓果，但是
　　　其他口味也都很適合）

煮沸過的過濾水…2 杯

蜂蜜…2 ～ 4 湯匙（調味用）

黑櫻桃或藍莓濃縮果汁…1/2 杯

過濾水…1 又 1/2 公升（可用冰塊代替）

做法：

1. 將煮沸的過濾水倒進耐熱容器中，再放入茶包。

2. 靜置約 20 分鐘。

3. 攪拌均勻後，加入蜂蜜、濃縮果汁、過濾水或冰塊。

4. 冰鎮後享用。

能量提振藥草球

　　這是由蘿絲瑪莉・格列斯塔（Rosemary Gladstar），《抗壓與抗焦慮的草藥》（暫譯，*Herbs for Stress & Anxiety*）一書作者，所調製的咖啡因替代飲品。蘿絲瑪莉說：「這種能量飲充滿營養的藥草球，能促進整體的健康。如果能加上瓜拿納（guarana，原產於巴西的爬藤植物）和可樂（kola，源於非洲的植物）等成分，就能幫助我們提振精神，讓我們擁有度過一整天的能量。但要注意的是瓜拿納果和可樂果都有極高的咖啡因含量，不建議長期疲勞的人食用。偶爾用來提振精神倒無妨，因為一到兩小球的飲用量能讓你的『頭腦清晰』。」瓜拿納粉雖然咖啡因含量很高，但只含有一種生物鹼成份，咖啡則有十三種。

材料（20 ～ 25 人份）

瓜拿納粉 *…3 盎司（約 85 公克）

可樂果粉 *…1 盎司（約 28.3 公克）

花粉 *…1 盎司（約 28.3 公克）

西伯利亞人參 *…2 盎司（約 56.7 公克）

肉豆蔻、芫荽、小荳蔻粉…1/4 湯匙（請選擇其中一種來增
　　加香氣）

白芝麻醬、中東白芝麻醬（tahini butter）、或其他堅果
　　醬…1 杯

蜂蜜…1/2 杯

巧克力豆或角豆…1 杯（可是個人喜好增加）

無糖椰絲…6 盎司（約 170 公克）

核桃或杏仁（切碎）…1/4 杯

無糖角豆粉

做法：

1. 將所有藥草粉和花粉倒入中型攪拌碗中，再加入中東芝麻
醬和蜂蜜，一起攪拌均勻。

2. 加入巧克力豆、椰絲、核桃或杏仁碎。

3. 扮入無糖角豆粉增加濃稠度。

4. 用小湯匙挖滿滿一匙，放在手掌上揉成球狀。

5. 放進密封的保鮮盒裡，之後放在陰涼處保存。

* 雖然我們沒有討論這些藥草的功效，但是世界各地的藥草專家都建議使用這些成分來增強精神和維持體力。最好購買粉末來使用。

能量提振藥草球之二

材料（20 ～ 25 人份）
任何種類的堅果醬…1/2 杯
蜂蜜…1/2 杯
黃耆粉 *…1/4 杯
刺五加粉…1/4 杯
印度人參粉…1/4 杯
甘草粉 *…1 湯匙
生薑粉 *…1 湯匙
小荳蔻或茴香粉 *…1 湯匙

做法：
1. 在大攪拌碗中，混合堅果醬和蜂蜜。
2. 在第二個攪拌碗裡倒入所有的粉類和生薑粉，攪拌均勻。

3. 預留少許混合粉末備用，將剩下的混合粉末慢慢倒入步驟1 的攪拌碗裡攪拌，直到濃稠糊狀為止。

4. 將上一個步驟的麵團揉成直徑約 2.5 公分厚的條狀。

5. 撒上預留的混合粉末。

6. 放入密封保鮮盒中，再放進冰箱冷藏。

* 雖然我們沒有討論這些藥草的功效，但是世界各地的藥草專家都建議使用這些成分來增強精神和維持體力。

堅果蛋白球

堅果富含蛋白質，也有極佳的情緒提振效果，更是攝取維他命 E、鎂、磷、銅、錳和硒的絕佳來源。 此外，許多堅果中的色氨酸含量很高，色氨酸是一種必需氨基酸，能用來減少一般性焦慮、社交焦慮症、和恐慌症的發作。色氨酸是合成血清素（一種被稱為「快樂分子」的神經傳導物質）的要素，血清素是情緒、睡眠、學習以及食慾控制的重要關鍵，血清素過低也被認為是造成情緒低落的主要原因。

我的大多數客戶經常處於緊張忙碌的狀態，而風靡一時的蛋白質棒能在正餐之間幫上很大的忙，特別是想避免飢餓造成的暴躁情緒時。我會教客戶以下這幾種蛋白質棒的做法，簡單、方

便，也比商店購買的更健康，而且還能提升情緒。你可以添加一些肉桂粉（不僅增進風味，也有調節血糖的效果）或薑末（幫助消化），或是添加能抗氧化的薑黃，但要注意別讓手指（和衣服）染黃。

材料（20 人份）

核桃或其他堅果…2 杯

無糖椰絲…1 杯（或更多）

軟化的無籽椰棗…2 杯

淡味橄欖油…2 匙

海鹽…1 匙

純香草萃取…1 匙

無糖椰絲或可可粉…1/2 杯（可加可不加）

做法：

1. 利用食物調理機將核桃和椰絲打碎，再加入椰棗、橄欖油、海鹽和香草精，充分打勻至麵團成形為止。

2. 用湯匙舀起麵團，放在手中揉成球狀，你可以在這個時候加入椰絲或撒可可粉，也可以維持原味。

3. 放進密封容器後，再放置冰箱中保存，可冷藏二到三個星期。或是冷凍，可保存三個月。

堅果奇亞籽球 1

　　奇亞籽是穩定情緒的好食材，奇亞籽的英文名稱「奇亞」
（chia）在古馬雅文化中有「力量」之意，馬雅戰士們會食用奇
亞籽來增強體力和耐力，只要小小一匙就很有幫助，因為奇亞籽
含大量的纖維、omega-3 脂肪酸、鈣、高品質的植物性蛋白、礦
物質和抗氧化劑。omega-3 脂肪酸和鈣質是維持神經元正常運作
的基本營養素，並能減緩焦慮、憂鬱與易怒的症狀。神經系統內
的電脈衝需要鈣來維持正常運作，如果鈣的攝取量不足，導致神
經系統功能受損時，情緒異常和焦慮發作的機會也會明顯增加。
奇亞籽能夠吸收水分形成凝膠狀，在胃和腸道形成保護膜，幫助
消化。

材料（20 ～ 25 人份）

杏仁粉…1 杯

芝麻…1/4 杯

奇亞籽…1/4 杯

生可可粉或無糖可可粉…1/4 杯

堅果醬（杏仁、腰果、葵花子、或花生醬皆可）…1/2 杯

淡味橄欖油…1 匙

純楓糖…2 至 3 匙

肉桂粉或生薑粉…1/2 匙

做法：

1. 將所有材料混合在一起，利用食物調理機打碎並混合均勻，至黏稠狀。

2. 用湯匙挖一匙，放在手中壓緊並揉成球狀即可食用。

3. 也可以再撒上芝麻、可可豆、椰絲、葵花籽或奇亞籽。

4. 放入密封的容器後，再放進冰箱保存，期限可至一星期。冰過之後，會變得硬一點。

5. 完成後，可選擇在外層撒上芝麻、可可豆、椰絲、葵花籽或奇亞籽。

堅果奇亞籽球 2

燕麥是最營養的食物之一，飽含蛋白質、優質脂肪和纖維，同時富含維他命與礦物質，特別是 B 群維他命——能維持大腦與神經系統的健康、保持體力充沛。燕麥同時具有鎮靜和提高精神的功效，這也是很多人餵賽馬吃燕麥的原因之一。賽馬的馬匹需要保持鎮定和專注，但更需要體力來往前衝刺，這也正是我們想要的！

材料（20 ～ 25 人份）

燕麥片…1 杯

無糖椰絲…1 杯

奇亞籽 *…1/2 杯

黑巧克力碎片…1/2 杯

任何堅果醬…1/2 杯

蜂蜜…1/3 杯

純香草精、濃縮蘭姆酒、濃縮柑橘汁…1…匙

肉桂粉或生薑粉…1/2 匙（可加可不加）

做法：

1. 將所有材料倒入攪拌碗或食物調理機中，充分混合均勻。

2. 冷藏 90 分鐘以上。

3. 之後挖一小匙，放在手中揉成球狀。

4. 放入密封容器中，冷藏，可保存一星期。

* 若擔心奇亞籽會卡在牙縫裡，可使用奇亞籽粉或自行利用咖啡豆研磨器或小型食物調理機磨碎。

杏仁椰棗能量球

材料（20 ～ 25 人份）

新鮮杏仁…2 杯

去核椰棗…2 杯

蜂蜜…1/4 杯

淡味橄欖油（成形用）

做法：

1. 將杏仁放進食物調理機中打碎，再倒在烤盤上。

2. 接著將去核椰棗放進食物調理機中，分次慢慢打碎直到成形，再倒進碗中。

3. 將一半的杏仁碎加進椰棗碎裡，另一半的杏仁碎保留在烤盤上。

4. 在椰棗碎與杏仁碎中加入蜂蜜，攪拌均勻直到有滑順感。

5. 在手中抹少許油，將步驟 4 的成品揉成團，然後在外層均勻揉進剩下的杏仁碎。

6. 放入密封的容器保存，直到準備享用。

7. 之前剩下的堅果碎也都可以使用，避免完成的能量球太黏稠。

8. 室溫下可保存五天，冷藏可至一個星期。

蒜味豆腐蘸醬

多吃蔬菜很重要，因為蔬菜裡含有可以控制情緒的營養素，不過我的許多客戶們就是不喜歡吃蔬菜，所以我會建議他們做這道美味蘸醬，幫助他們攝取足夠的蔬菜量。對有跑步習慣的人來說，豆腐是補充蛋白質的最好食物，也是鐵和高鈣的優質來源，更含有維他命 E 和豐富的植物營養素（大量維生素與礦物質），而且零膽固醇，只有極少量的碳水化合物。這款蘸醬飽含植物營養素，美味又能幫助女性的體內平衡。搭配黑麥、斯佩爾特小麥麵粉、米製成的餅，或搭配生菜一起吃，都非常好吃喔！做起來很簡單，適合當正餐之間的精力補充零食。

材料（6 人份）

葵花籽⋯2 匙

大蒜⋯2 瓣

嫩菠菜葉⋯10 片

嫩豆腐⋯1 盒（約 396 公克）

芝麻油⋯2 匙

米醋⋯1 匙

芥末粉⋯1/2 匙

海鹽⋯1/2 匙

做法：

1. 將葵花籽、大蒜和菠菜放進果汁機中攪打幾秒鐘。

2. 加入剩下的食材，以低速率打一分鐘。

3. 立即佐以新鮮蔬菜享用，或是冷藏之後再食用。冷藏可保存一個星期。

葵花籽香草蘸醬

葵花籽是蛋白質、胺基酸、鈣、鎂和色胺酸的極佳來源，也富含 B 群：包括菸鹼酸、葉酸、硫胺素（維生素 B_1）、比哆醇（維生素 B_6）、泛酸及核黃素。所有的 B 群維生素都對大腦有益，而維生素 B6 則特別有調節情緒和預防精神疲勞的功效。大腦也需要 B 群維生素來製造重要且能讓人產生良好感覺的神經傳導物質——血清素，從而振奮精神。葵花籽的鎂含量很高，可以維持鈣的平衡，幫助調節神經功能，其中的氨基酸色胺酸也能促進血清素的產生。

材料（3 杯）

有機新鮮或烘烤過的去殼葵花籽…2 杯

大蒜…2 瓣

果醋或米醋…2 匙

檸檬汁…半顆的量

新鮮或乾燥洋香菜葉（切碎）1 匙

新鮮或乾燥蒔蘿（切碎）1 匙

乾燥百里香…1 匙…

乾燥鼠尾草…1 又 1/2 匙

新鮮或乾燥羅勒葉…1 匙

有機美乃滋…1 杯

做法：

1. 將葵花籽放入食物調理機中攪打，直到呈花生醬般的狀態，再倒進碗裡。

2. 加進大蒜、醋、檸檬汁、所有香草和美乃滋，輕輕攪拌。

3. 當作蘸醬搭配蔬菜一起吃。

感謝

　　若是少了生命中特別夥伴的支持、協助與鼓勵，這本書根本不可能出現。

　　首先，我想感謝傑瑞‧布魯斯坦（Jerry Bluestein）和雷吉娜‧伍德（Regine Wood），他們是最早鼓勵我將夢想實現成為一本書、讓自己出現在電視節目上、並成為演講者的人。他們告訴我必須停止想像，應該努力追夢，他們居中介紹我認識最喜愛的作家蘇珊‧高蘭特（Susan Golant），我閱讀了蘇珊的每一本著作，也一直都是她的粉絲。然後不知道是好運還是命中註定，她竟然變成我的寫作夥伴，真是太榮幸了！

　　我要感謝我的女兒貝芮雅（Bruryah），在我們生活裡的所有混亂當中，她始終能夠幫助我維持生活、規劃日程安排、好好工作、讓一切的瑣事都能正常運作，甚至像隻母獅般照顧弟妹。西瑪‧莉亞‧杜托（Sima Leah Duato）和千納‧高卓克（Chana

Goldreich）是我隨時可以依靠的後盾，無論日夜都在我的身邊。我也永遠感激最親愛的好友莎雅與錢尼‧高登夫婦（Shaya and Chanie Gordon），他們是最棒的啦啦隊，也幫助我從安德森集團聘請了無可取代的宣傳公關詹姆斯‧魏爾（James Weir），使這本書得以順利出版。我的生命教練喬爾‧奎斯伯格博士（Dr. Joel Kreisberg）給予我為自己的成功感到驕傲的能力，並以建設性的方式運用我的爆發力。奎斯伯格博士更協助我開發出「莎拉-查納的精明母乳哺育指南」（暫譯，Sara-Chana's Savvy Breastfeeding Guide）的 App 程式。

我要對梅耶‧本德特（Mayer Bendet）深深一鞠躬，她耐心地聽我的胡言亂語，更隨時伸出援手。衷心感謝伊蒂和多維‧塔貝克（Yittie and Dovid Tabak），他們幫助我實現願景；以及一直都對我極有信心的艾緹和摩西‧德瑞辛（Etti and Moshe Drizin）。我還要謝謝布拉洽‧麥尚尼諾夫（Bracha Meshchaninov），在這本書的最後階段協助我畫下完滿的句點。耶胡迪斯‧查納‧麥尚尼諾夫（Yehudis Chana Meshchaninov）讓我在這段忙亂的時刻裡保持冷靜，瑪麗亞幫我打理這個家。

感謝兩位神奇的經紀人——及時行樂集團（Carpe Diem Group LLC）的米爾特‧蘇金（Milt Suchin）和丹‧莫斯（Dann Moss），他們是上天給我的禮物，幫我把書引薦給三叉戟媒體集團（Trident Media Group）裡非常棒又極具見地的版權經紀人丹‧

斯特龍（Dan Strone），他看出了這本書的潛能，並將之推薦給達·卡波出版社（Da Capo Press）最優秀與令人尊敬的編輯——蕾妮·賽德利亞（Renée Sedliar）。蕾妮既聰慧又精明，每一次提出的修正意見不但精準，也極具洞察力，我對她充滿敬意。我也要感謝里夫卡·佛里曼（Rivka Freeman）設計書中「平心靜氣的週期」圖表。

不過，我心中真正的英雄是我的另一半，阿夫羅洪（Avrohom），他讓我擁有追求夢想的自由，對我的雄心壯志與目標永遠充滿耐心與理解。我的姊妹希拉蕊與莎妮，她們給予我不求回報的愛，這比任何東西都重要。此外，倘若沒有我那令人驚奇、極具天賦、又善良的孩子們——貝芮雅、摩西·查伊姆（Moshe Chayim）、孟納肯·諾乎（Menachem Nochum）、舒諾·札爾曼（Shneur Zalman）、舒米爾·多維德（Shmuel Dovid）、辛向·里伯（Shimshon Leib）和胥法（Shifrah），我就不會有動力研究並寫這些關於情緒的文章。他們讓我學到沒有一所大學可以教我的東西，我全身的每一個細胞都深深地愛著他們。我要對孩子們說聲謝謝，謝謝他們對我這個媽的無止盡包容與堅持到底的耐心。

至於我，最感謝的人也是傑瑞·布魯斯坦（Jerry Bluestein）和雷吉娜·伍德（Regine Wood），謝謝他們介紹我認識莎拉·查納·希爾佛斯坦的自然能量，她是一位擁有獨特聲線與視野，而

且溫暖又充滿精力的女士。和莎拉‧查納一起工作，是一段具啟發性又愉悅的經歷，也為我的人生增添許多豐富的體驗。我也要感謝我們的編輯蕾妮‧賽德利亞，感謝她對這本書的細膩審視、熱情支持、精闢的建議與精確的引導，她讓出版這本書的整個過程充滿了喜悅。與往常一樣，我要謝謝隸屬於英柯威爾管理公司（Inkwell Management）的兩位經紀人里察‧派恩（Richard Pine）與伊麗莎‧羅斯絲坦（Eliza Rothstein），他們總是以我的利益為優先考量。而我永遠要感謝的，是我的先生米奇‧高蘭博士（Dr. Mitch Golan），沒有他，一切都不可能發生。

——莎拉‧查納‧希爾佛斯坦（國際認證泌乳顧問，RH (AHG), IBCLC），於布魯克林，紐約

參考資料

藥草採購

- Eclectic Herbs https://www.eclecticherb.com/
- Frontier Co-op https://www.frontiercoop.com/bulk-herbs-and-teas/herbs/
- Gaia Herbs http://GaiaHerbs.com/
- Hawaii Pharm https://www.hawaiipharm.com/index.php?route=common/home/
- Healing Spirit Farm http://healingspiritsherbfarm.com/
- Herb Pharm http://www.herb-pharm.com/
- Herbalist and Alchemist http://www.herbalist-alchemist.com/
- Herbs Etc. http://www.herbsetc.com/
- Herbs of Light https://www.herbsoflight.com/
- Herb Lore https://herblore.com/
- Mountain Rose Herbs https://www.mountainroseherbs.com/
- Planetary Herbals http://www.planetaryherbals.com/
- Standard Process https://www.standardprocess.com/
- Urban Moonshine https://www.urbanmoonshine.com/
- WishGarden Herbs http://www.wishgardenherbs.com/
- Woodland Essence https://woodlandessence.com/

基底油購買

- Art Naturals https://artnaturals.com/
- Aura Cacia https://www.auracacia.com/
- Doterra https://www.doterra.com/US/en/
- Mountain Rose Herbs https://www.mountainroseherbs.com/
- New Directions Aromatics https://www.newdirectionsaromatics.com/
- Plant Therapy https://www.planttherapy.com/
- Snow Lotus http://www.snowlotus.org/
- Young Living https://www.living-essential-oils.com/

附註

▌CHAPTER 2: 瞭解平心靜氣的週期

1. Personal communication, April 2017.

2. Mitch Golant and Susan Golant, What to Do When Someone You Love Is Depressed: A Practical,Compassionate, and Helpful Guide (New York: Holt, 2007): 22–26.

3. Alex Lickerman, "The Benefit of Sadness," Psychology Today, March 4, 2012, https://www.psychologytoday.com/us/blog/happiness-in-world/201203/the-benefit-sadness.

4. Kathleen Doheny, "Why We Cry: The Truth About Tearing Up," WebMD, October 30, 2000,https://www.webmd.com/balance/features/why-we-cry-the-truth-about-tearing-up#1.

5. Golant and Golant, What to Do When Someone You Love Is Depressed.

6. Personal communication, January 2018.

7. Marie A, "Four Sacred Plants," Redroad Collective Newsletter, June 17, 2009, http://www.oocities.org/redroadcollective/SacredTobacco.html.

8. Candace Pert, Molecules of Emotion: The Science Behind Mind-Body Medicine (New York: Touchstone:1999), cited in "Where Do You Store Your Emotions?" www.candacepert.com/where-do-you-store-your-emotions.

9. Personal communication, June 8, 2016.

10. Srikumar Rao, Happiness at Work: Be Resilient, Motivated, and Successful—No Matter What (NewYork: McGraw-Hill, 2010).

▌ CHAPTER 3: 記錄情緒

1. Personal communication, April 2016.

▌ CHAPTER 4: 養護肝臟，用適應原幫你活化青春

1. 又可譯「肝若歹，人生係黑白。」

2. Avi Solomon, "The Regimen of Health by Moses Maimonides," Medium Learning for Life, 2014, https://medium.com/learning-for-life/the-regimen-of-health-by-moses -maimonides-d5c22244fc5a.

3. Personal communication, December 2016.

4. M. Ananya Mandal, "Adrenal Gland Function," News-Medical.net, 2011, https://www.news-medical.net/health/What-Does-the-Adrenal-Gland-Do.aspx.

5. Marty Nemko, PhD, "From Stress to Genes, Baboons to Hormones," Psychology Today,February 4, 2017, https://www.psychologytoday.com/us/blog/how-do-life/201702/stress-genes-baboons-hormones.

6. Bill Hathaway, "Yale Team Discovers How Stress and Depression Can Shrink the Brain," YaleNews, August 12, 2012, https://news.yale.edu/2012/08/12/yale-team-discovers-how-stress-and-depression-can-shrink-brain.

7. Martha Nolte Kennedy, "The Liver & Blood Sugar," Collective Work 2007–2018, https://dtc.ucsf.edu/types-of-diabetes/type2/understanding-type-2-diabetes/how-the-body -processes-sugar/the-liver-blood-sugar/.

8. University of Gothenburg, "Permanent Stress Can Cause Type 2 Diabetes in Men, StudySuggests," ScienceDaily, February 7, 2013, https://www.sciencedaily.com/releases/2013/02/130207114418.htm.

9. Alan Franciscus, "Stress and the Liver," HCV Advocate, accessed July

2017, http://hcvadvocate.org/hepatitis/factsheetsB_pdf/stress_liver.pdf.

10. Personal communication, May 2017.

11. Susun S. Weed, "Nourishing the Liver the Wise Woman Way," 2018, http://www.exploringwomanhood.com/mindbodysoul/health/liver-health. htm.

12. E-mail interview, February 24, 2016.

13. Personal communication, February 21, 2016.

14. Personal communication, February 9, 2016.

15. Guido Masé, The Wild Medicine Solution: Healing with Aromatic, Bitter, and Tonic Plants (Randolph,VT: Healing Arts Press, 2013).

16. Personal communication, February 7, 2016.

17. Personal communication from Guido Masé, February 10, 2016.

18. Steven D. Ehrlich, "Anemia," University of New Mexico, December 19, 2015, http://www.umm.edu/health/medical/altmed/condition/anemia.

19. David Winston, "Harmony Remedies: An Overview of Adaptogens," Herbalstudies.net, accessed August 2017, https://www.herbalstudies.net/_ media/resources/library/HarmonyRemedies(1).pdf.

20. Personal communication, November 16, 2017.

21. Kristina Johnson, "Before Steroids, Russians Secretly Studied Herbs," August 19, 2016,https://www.nationalgeographic.com/people-and-culture/ food/the-plate/2016/08/long-before-doping-scandals-russians-were-studying-performance-/.

22. David Winston, Adaptogens: Herbs for Strength, Stamina, and Stress Relief (Randolph, VT: HealingArts Press, 2007).

▍ CHAPTER 5: 拯救情緒的藥草

1. "Herbs at a Glance," NCCIH, 2011, https://nccih.nih.gov/health/ herbsataglance.htm.

2. Ibid.

3. Donnie Yance, MH, CN, "Kava: Natural Relief for Anxiety," January 31, 2014, http://www.donnieyance.com/kava-natural-relief-anxiety/.

4. Personal communication, May 25, 2016.

5. "Children's Dosage Guide," Herb Lore, accessed July 2017, https://herblore.com/overviews/childrens-dosage-guide.

6. Personal communication, May 2017.

7. Personal communication, July 2017.

8. Steven D. Ehrlich, "St. John's Wort," University of Maryland Medical Center, accessed

June 2017, http://www.umm.edu/health/medical/altmed/herb/st-johns-wort; Jennifer Grebow, "A Warning Label for St. John's Wort?" Nutritional Outlook, February 8, 2012, http://www.nutritionaloutlook.com/herbs-botanicals/warning-label-st-johns-wort.

9. Office of Dietary Supplements, "Valerian," accessed June 2017, National Institutes of Health, https://ods.od.nih.gov/factsheets/Valerian-HealthProfessional/.

▌CHAPTER 6: 香氛療法

1. Robert Tisserand, "Gattefossé's Burn," April 22, 2011, http://roberttisserand.com/2011/04/gattefosses-burn/.

2. Kang-Ming Chang and Chuh-Wei Shen, "Aromatherapy Benefits Autonomic Nervous System Regulation for Elementary School Faculty in Taiwan," Evidence-Based Complementary and Alternative Medicine (2011): 1–7, doi:10.1155/2011/946537, https://www.hindawi.com/journals/ecam/2011/946537/.

3. Rachel S. Herz, "Do Scents Affect People's Moods or Work Performance?" Scientific American (November 2002), accessed 2018, https://www.scientificamerican.com/article/do-scents-affect-peoples/.

4. Ibid.

5. Cynthia Deng, "Aromatherapy: Exploring Olfaction," Yale Scientific Magazine, November 16, 2011, http://www.yalescientific.org/2011/11/aromatherapy-exploring-olfaction/.

6. Ibid.

7. Betty Vine, "Aromatherapy and the Brain: Part 2. Brain World," Brain World, June 29, 2015, http://brainworldmagazine.com/aromatherapy-and-the-brain-part-2/.

8. The UC Berkeley lab scientist Noam Sobel found when examining the influence of smelling coffee on olfactory habituation, "Smelling coffee aroma between perfume samples, as compared to smelling unscented air, actually works. The perceived odor intensity of the perfume from sample to sample stayed the same after smelling coffee aroma while it decreased when smelling air between samples. The pleasantness of the perfume, however, was similar after smelling coffee or air." BeanPoster, "Coffee 'Nose' Best! Does Coffee Cleanse Our Nasal Palate?" January 2, 2013, https://www.theroasterie.com/blog/coffee-nose-best-does-coffee-cleanse-our-nasal-palate/.

9. Personal communication, October 2017.

CHAPTER 7: 假裝

1. Personal communication, November 16, 2017.

2. Random Acts of Kindness Foundation. "Benefits of RAK," http://mailstat.us/tr/t/y8a2fvvqjd14zqq9/1e/https://www.randomactsofkindness.org/the-science-of-kindness.

3. Christine Carter, Raising Happiness: 10 Simple Steps for More Joyful Kids and Happier Parents (New York: Ballantine Books, 2010).

4. Stephen Post, "The Science of Kindness: How Practicing Kindness Benefits Overall Well-Being," Health & Wellness Magazine, Mid-Tennessee Edition, accessed February 5, 2018, http://tnhealthandwellness.

com/the-science-of-kindness-how-practicing-kindness-benefits-overall-well-being/.

5. Carter, Raising Happiness.

6. Irene Conlan, "How You Benefit When You Pay It Forward with Random Acts of Kindness," January 30, 2018, https://theselfimprovementblog. com/self-improvement/love-and-relationships/do-you-remember-pay-it-forward/.

7. Jill Ladwig, "Brain Can Be Trained in Compassion, Study Shows," May 22, 2013, http://news.wisc.edu/brain-can-be-trained-in-compassion-study-shows/#sthash.ipNcuhAs.dpuf.

8. Christian Jarrett, "Smiling Changes How You View the World," New York Magazine, April 6, 2015.

9. James D. Laird, Feelings: The Perception of Self (New York: Oxford University Press: 2007).

10. James D. Laird, "Self-attribution of Emotion: The Effects of Expressive Behavior on the Quality of Emotional Experience," Journal of Personality and Social Psychology (May 1974), doi:10.1037/h0036125.

11. Sarah Stevenson, "There's Magic in Your Smile: How Smiling Affects Your Brain," Psychology Today, June 25, 2012.

12. Ibid.

13. Jarrett, "Smiling Changes How You View the World."

14. Ibid.

15. Alejandra Sel, Beatriz Calvo-Merino, Simone Tuettenberg, and Bettinga Forster, "When You Smile, the World Smiles at You: ERP Evidence for Self-expression Effects on Face Processing," Social Cognitive and Affective Neuroscience 10, no. 10: 1316–1322, doi:10.1093/scan/nsv009.

16. Daily Mail Reporter, "Average Adult Manages Seven Smiles a Day··· But One Is False!" March 3, 2013, updated March 5, 2013, http://www.dailymail.co.uk/news/article-2288833/Average-adult-manages-seven-smiles-day-false.html.

17. William Fry. "Laugh Yourself Healthy," June 7, 2014, https://laughyourselfhealthy.wordpress.com/tag/dr-william-fry/.

18. Adrienne Weeks, "How Many Calories Do You Burn Each Time You Laugh?" July 18, 2017, https://www.livestrong.com/article/308619-how-many-calories-do-you-burn-each-time-you-laugh/.

19. "Laughter Is the Best Medicine," HelpGuide.org, accessed February 5, 2018, https://www.helpguide.org/articles/mental-health/laughter-is-the-best-medicine.htm.

20. Schloma Majeski, The Chassidic Approach to Joy (self-published, 1995).

21. Mitch Golant and Susan Golant, What to Do When Someone You Love is Depressed: A Practical, Compassionate, and Helpful Guide (New York: Holt, 2007), 117.

22. Viktor E. Frankl, Man's Search for Meaning (Boston: Beacon Press, 2006).

▋ CHAPTER 8: 善用直覺，到達理想情緒

1. Luanne Brizendine, The Female Brain (New York: Morgan Road Books, 2006).

2. Judith Orloff, Dr. Judith Orloff's Guide to Intuitive Healing: Five Steps to Physical, Emotional, and Sexual Wellness (New York: Crown, 2000).

3. Gerard P. Hodgkinson, Janice Langan-Fox, and Eugene Sadler-Smith, "Intuition: A Fundamental Bridging Construct in the Behavioural Sciences," British Journal of Psychology 99 (2008): 1–27, http://onlinelibrary.wiley.com/doi/10.1348/000712607X216666/epdf?r3_referer=wol&tracking_action=preview_click&show_checkout=1&purchase_referrer=search.yahoo.

4. Jennifer Wolkin, "Meet Your Second Brain: The Gut," Mindful, August 14, 2015, https://www.mindful.org/meet-your-second-brain-the-gut; https://www.psychologytoday.com/articles/201111/your-backup-brain; Dan Hurley, "Your Backup Brain," Psychology Today, November 1,

2011, https://www.psychologytoday.com/articles/201111/your-backup-brain.

5. Colleen Oakley, "The Power of Female Intuition," WebMD, 2012, http://www.webmd.com/balance/features/power-of-female-intuition#1.

6. Adam Hadhazy, "Think Twice: How the Gut's 'Second Brain' Influences Mood and Well-Being," Scientific American, February 12, 2010, https://www.scientificamerican.com/article/gut-second-brain/.

7. Emeran Mayer, The Mind-Gut Connection: How the Hidden Conversation Within Our Bodies Impacts OurMood, Our Choices, and Our Overall Health (New York: Harper Wave, 2016).

8. Brizendine The Female Brain.

9. Luanne Brizendine, "The Female Brain," New York Times, September 10, 2016, http://www.nytimes.com/2006/09/10/books/chapters/0910-1st-briz.html.

10. Sherrie Dillard, "Three Ways to Make the Most of Women's Intuition," http://omtimes.com/2012/08/three-ways-to-make-the-most-of-womens-intuition/.

11. The Personal Safety Training Group, "What Is Situational Awareness?" http://www.personalsafetygroup.com/about/situational-awareness-training/.

12. Audrey Nelson and Susan K. Golant, You Don't Say: Navigating Nonverbal Communication Betweenthe Sexes (New York: Berkley Publishing Group, 2004), 2–3.

13. Alice Mado Proverbio, Marta Calbi, Mirella Manfredi, and Alberto Zani, "Comprehending Body Language and Mimics: An ERP and Neuroimaging Study on Italian Actors and Viewers," PLoS One 9, no. 3 (2014): e91294.

14. Elizabeth Norton Lasley, "The Hormone That Calms and Connects. The Oxytocin Factor:Tapping the Hormone of Calm, Love, and Healing," Dana Foundation, January 1, 2004, http://www.dana.org/Cerebrum/2004/The_Hormone_That_Calms_and_Connects/.

15. "Study: Choosing a Home Close to Nature Improves Mental Health for Years," Wilderness Society, January 29, 2014, http://wilderness.org/blog/study-choosing-home-close-nature-improves-mental-health-years; Daniel T. C. Cox, Danielle F. Shanahan, Hannah L. Hudson, Kate E. Plummer, Gavin M. Siriwardena, Richard A. Fuller, Karen Anderson, Steven Hancock, and Kevin J. Gaston, "Doses of Neighborhood Nature: The Benefits for Mental Health of Living with Nature," BioScience 67, no. 2 (February 1, 2017): 147–155, https://doi.org/10.1093/biosci/biw173, https://academic.oup.com/bioscience/article/67/2/147/2900179/Doses-of-Neighborhood-Nature-The-Benefits-for.

16. Jean Larson and Mary Jo Kreitzer, "How Does Nature Impact Our Wellbeing?" University of Minnesota, https://www.takingcharge.csh.umn.edu/enhance-your-well-being/environment/nature-and-us/how-does-nature-impact-our-well-being.

17. Ruth Ann Atchley, David L. Strayer, and Paul Atchley. "Creativity in the Wild: Improving Creative Reasoning Through Immersion in Natural Settings," PloS One 7, no. 12 (December 12, 2012): e51474, https://doi.org/10.1371/journal.pone.0051474.

18. Deborah Franklin, "How Hospital Gardens Help Patients Heal," Scientific American, March 1, 2012, accessed 2018, https://www.scientificamerican.com/article/nature-that-nurtures/.

▌CHAPTER 9: 尋找並創造出有助心情的空間

1. Personal communication, July 14, 2017.

2. Marie Kondo, The Life-Changing Magic of Tidying Up: The Japanese Art of Decluttering and Organizing (San Francisco: Ten Speed Press, 2014).

3. Steven Masley, The 30-Day Heart Tune-Up (New York: Center Street, 2014), 179.

4. Richard Louv, Last Child in the Woods: Saving Our Children from

Nature-Deficit Disorder (New York: Algonquin Books, 2008).

5. Marlys Harris, "Kids Stay Indoors: What Happened to, 'Go Outside and Play'?" Minn-Post, August 8, 2013, accessed 2018, https://www.minnpost.com/cityscape/2013/08/kids-stay-indoors-what-happened-go-outside-and-play.

6. Florian Lederbogen, Peter Kirsch, Leila Haddad, Fabian Streit, Heike Tost, Philipp Schuch, Stefan Wüst, Jens C. Pruessner, Marcella Rietschel, Michael Deuschle, and Andreas Meyer-Lindenberg "City Living and Urban Upbringing Affect Neural Social Stress Processing in Humans," Nature 474, no. 7352 (June 22, 2011): 498–501, doi:10.1038/nature 10190. http://www.nature.com/nature/journal/v474/n7352/full/nature10190.html?foxtrotcallback=true.

7. Ibid.

8. Gretchen Reynolds, "How Walking In Nature Changes the Brain," New York Times (blog), July 22, 2015, https://well.blogs.nytimes.com/2015/07/22/how-nature-changes-the-brain/.

9. Florence Williams, "This Is Your Brain on Nature," National Geographic, January 2016, http://www.nationalgeographic.com/magazine/2016/01/call-to-wild/.

10. Ibid.

11. Florence Williams, "Benefits of Nature: How Nature Helps Your Brain," Reader's Digest, April 2017, http://www.rd.com/health/wellness/benefits-of-nature/.

12. Yuko Tsunetsugu, Bum-Jin Park, and Yoshifumi Miyazaki, "Trends in Research Related to 'Shinrin-Yoku' (Taking in the Forest Atmosphere or Forest Bathing) in Japan," Environmental Health and Preventive Medicine 15 (January 15, 2010): 27–37, doi:10.1007/s12199-009-0091-z, https://www.ncbi.nlm.nih.gov/pmc/articles/PMC2793347/; http://www.shinrin-yoku.org/shinrin-yoku.html; Meeri Kim, " 'Forest

Bathing' Is Latest Fitness Trend to Hit U.S.— 'Where Yoga Was 30 Years Ago,'" Washington Post, May 17, 2016, accessed 2018, https://www. washingtonpost.com/news/to-your-health/wp/2016/05/17/forest-bathing-is-latest-fitness-trend-to-hit-u-s-where-yoga-was-30-years-ago/?utm_term=. b1e9e6f734be.

13. "Forest Bathing," HpHp Central, accessed April 2017, http://www. hphpcentral.com/article/forest-bathing; https://hikingresearch.wordpress. com/tag/dr-qing-li/.

14. Catharine Paddock, "Soil Bacteria Work in Similar Way to Antidepressants," Medical News Today, April 2, 2007, http:// www.medicalnewstoday.com/articles/66840.php; Bonnie L. Grant, "Antidepressant Microbes in Soil: How Dirt Makes You Happy," August 25, 2014, http://www.ecology.com/2014/08/25/antidepressant-microbes-soil/; Bonnie L. Grant, "Soil Microbes and Human Health— Learn About the Natural Antidepressant in Soil," 2014, https://www. gardeningknowhow.com/garden-how-to/soil-fertilizers/antidepressant-microbes-soil.htm.

▌ CHAPTER 10: 打造一個保護泡泡

1. Sandra Blakeslee and Matthew Blakeslee, The Body Has a Mind of Its Own: How Body Maps in Your Brain Help You Do (Almost) Everything Better (New York: Random House, 2007).

2. Judith Orloff, lecture at the Open Center in Manhattan. April 2012.

3. Tinus Smits, http://www.tinussmits.com/3872/vernix-caseosa.aspx.

4. Gurcharan Singh, and G. Archana. 2008. "Unraveling the Mystery of Vernix Caseosa," Indian Journal of Dermatology 53, no. 2 (2008): 54, doi:10.4103/0019-5154.41645, https://www.ncbi.nlm.nih.gov/pmc/articles/PMC2763724/.

5. Tinus Smits, "Inspiring Homeopathy: Vernix Caseosa," http://www.

tinussmits.com/3872/vernix-caseosa.aspx.

6. Personal communication, December 2016.

7. Shimona Tzukernik, "The Kabbalah Coach," https://thekabbalahcoach. com/.

8. Personal communication, July 2017.

CHAPTER 11: 用顏色為自己打氣

1. Personal communication, November 11, 2017.

2. Melissa Magsaysay, "Megyn Kelly's Classic Fashion Style," Los Angeles Times, March 18, 2012,accessed 2018, http://www.latimes.com/fashion/ alltherage/la-ig-megyn-kelly-20120318-story.html.

3. "Fashion | Style Guide | What to Wear on Television," Corporate Fashionista, February 21,2010, accessed 2018, http://www. corporatefashionista.com/what-to-wear-on-tv-5-tips-to-looking-great/.

4. Personal communication, January 9, 2017.

5. Stephanie Pappas, "Different Colors Describe Happiness vs. Depression," February 8, 2010, https://www.livescience.com/6084-colors-describe-happiness-depression.html.

6. Jessica Ward Jones, "Decreased Perception of Color in Depression," Psych Central,July 21, 2010, https://psychcentral.com/news/2010/07/21/ decreased-perception-of-color-in-depression/15826.html.

7. Niraj Chokshi, "Your Instagram Posts May Hold Clues to Your Mental Health," New York Times, August 10, 2017.

8. Oliver Sacks, An Anthropologist on Mars: Seven Paradoxical Tales (New York: Vintage, 1996).

9. Kurt Geer, "The Psychology of Colors in Advertising and Marketing," accessed January 2017, http://www.streetdirectory.com/travel_ guide/110550/psychology/the_psychology_of_colors_in_advertising_and_ marketing.html.

10. "How to Use the Psychology of Colors When Marketing," DashBurst, Small Business Trends, November 2, 2017, https://smallbiztrends.com/2014/06/psychology-of-colors.html.

11. Gregory Ciotti, "The Psychology of Color in Marketing and Branding," Entrepreneur, April 13, 2016, https://www.entrepreneur.com/article/233843.

12. "How to Find Your Skin's Undertone," The Blondeshell, March 10, 2014, http://theblondeshell.com/2014/03/10/find-skin-undertone/.

13. Donna Fujii, "Color Analysis: Analyzing Skin Tone, Hair Color, and the Relationship Between Them," Color with Style, 2018, http://mailstat.us/tr/t/czigk14aj9j2ssum/u/

http://mbeitel.pbworks.com/f/Color+Analysis.pdf.

14. "Johannes Itten 1888–1967," The Colour Journal, September 29, 2014, https://thecolourjournal.wordpress.com/2014/09/29/johannes-itten-1888-1967/.

15. Ibid.

16. Ibid.

17. Ibid.

18. Ibid.

19. Rochele H. C. Hirsch, "Suzanne Caygill," Color Designers International, 2018, http://colordesigners.org/suzanne-caygill/.

20. Personal communication, February, 16, 2017.

21. "Image Consultants and Personal Stylist Specialists," House of Colour, 2018, https://www.houseofcolour.co.uk/.

22. "Colours of Sound and Light: Energy, Frequency and Vibration," DK Matai, 2013, http://dkmatai.tumblr.com/post/40378772227/colours-of-sound-and-light-energy-frequency-and.

23. Enoch Tan, "Science of Vibration in Every Aspect of the Physical World," accessed June 2017, http://www.mindreality.com/science-of-vibration-in-every-aspect-of-physical.

24. Personal communication, January 21, 2017.

25. Personal communication, November 8, 2016.

26. Personal communication, May 2017.

▎ CHAPTER 12: 90 天的靜心計畫

1. Elizabeth Somer. Food and Mood: The Complete Guide to Eating Well and Feeling Your Best (New York: Henry Holt, 1995), 135; Richard Wurtman and Judith Wurtman, "Carbohydrates and Depression," Scientific American, January 1989, 21–35.

2. Somer, Food and Mood, 80.

3. Amanda Salis. "The Science of 'Hangry,' or Why Some People Get Grumpy When They're Hungry," IFLScience, accessed February 5, 2018, iflscience.com/hangry-or-why-some-people-get-grumpy-when-they-re-hungry.

4. Rick Nauert, "Dehydration Influences Mood, Cognition—Part 35037," Psych Central, February 20, 2012, https://psychcentral.com/news/2012/02/20/dehydration-influences-mood-cognition/35037.html/35037; Colin Poltras, "Even Mild Dehydration Can AlterMood," UConn Today, February 2012, https://today.uconn.edu/2012/02/even-mild-dehydration-can-alter-mood/.

5. "How Antioxidants Can Help Fight Depression," Ecowatch, June 11, 2016, accessed 2018, https://www.ecowatch.com/how-antioxidants-can-help-fight-depression-1891171410.html.

高寶書版集團
gobooks.com.tw

HD 135
理想情緒
用藥草、精油、適應原找到內在平衡的情緒排毒計畫
Moodtopia

作　　者　莎拉·查納·希爾佛斯坦（Sara-Chana Silverstein）、蘇珊·高蘭（Susan Golant）
譯　　者　何佳芬、傅雅楨
編　　輯　吳珮旻
校　　對　鄭淇丰
美術編輯　林政嘉
內頁排版　賴姵均
企　　劃　方慧娟

發 行 人　朱凱蕾
出　　版　英屬維京群島商高寶國際有限公司台灣分公司
　　　　　Global Group Holdings, Ltd.
地　　址　台北市內湖區洲子街88號3樓
網　　址　gobooks.com.tw
電　　話　（02）27992788
電　　郵　readers@gobooks.com.tw（讀者服務部）
　　　　　pr@gobooks.com.tw（公關諮詢部）
傳　　真　出版部（02）27990909　行銷部（02）27993088
郵政劃撥　19394552
戶　　名　英屬維京群島商高寶國際有限公司台灣分公司
發　　行　英屬維京群島商高寶國際有限公司台灣分公司
初版日期　2021年03月

國家圖書館出版品預行編目（CIP）資料

理想情緒：用藥草、精油、適應原找到內在平衡的情
緒排毒計畫 / 莎拉·查納·希爾佛斯坦（Sara-Chana
Silverstein）、蘇珊·高蘭（Susan Golant著；蔡心語譯. --
初版. -- 臺北市：高寶國際出版：高寶國際發行, 2021. 03
　　面；　公分. --（HD 135）

譯自: Moodtopia

ISBN 978-986-506-033-6（平裝）

1.心靈療法　2.芳香療法　3.情緒管理

418.98　　　　　　　　　　　　　1100024980

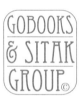